健　　康
ナビゲーション

道《タオ》への道

矢野剛敏

明窓出版

あなたは今、この本をどのような状況で読んでいますか？　おそらくはどこかの書店で、いつものように、「立ち読み」しているのではないでしょうか？　すいませんが、長時間の立ち読みはご遠慮ください。特にこの本を読むときにはやめてください。なぜか。読むための作法があるからです。この本を読むときには必ず**「歩きながら」**読んでください。書店の中をうろうろしながら読んでください。それともう一つ。「無表情」はいけません。必ず**「ニコニコ笑いながら」**読んでください。この2つの事が守れるのならこのまま立ち読み……いや、**「ニコニコしながらの歩き読み」**を許可します。どうしてこんな事を言うのか。その理由がこの本に書いてあるんです。それを知りたい人はここから先に進んでください。

……でも本当に店内をニコニコしながらうろうろすると……。店員さんに「あの……ちょっとこちらまで……」といわれて、裏口からつまみ出されてしまうかもしれませんね。

そうなる前に、**レジにGO！**　……をお勧めいたします。

目次

付録

はじめに

あなたは自分の健康を支えてくれているいろんな物やサービスに対してどうお考えでしょうか？　何の疑問もなくただなんとなく「よさそうだから」とか、「この人が言う事だから大丈夫」とか勝手な思い込みをしていませんか？　そうだとしたらちょっと危ないですね。たとえどんなに社会が発展したとしても（と言うか発展すればするほど）、自分の身は自分で守らないといけません。

例えば**「薬」**。病院が薬を出す一番の理由は、「保険点数を稼ぐ事」であって、あなたの健康のためと言うのは二の次なんです。なぜか？　それは病院と言えどもあくまで、「企業」だからです。企業である以上「利益」を出さなくてはなりません。今の日本の保険制度では、ちょっと厳しくなったとはいえ、薬を出した方が儲かるんです。だから出す。当然でしょう。「企業」なんだから。でも果たしてあなたの体にとってはどうでしょうか？「過ぎたるは猶及ばざるが如し」、余計なものは体に入れない方が良いのです。体にはもともと自己回復の機能が備わっているのですから。でもだからといって「飲むな」というわけではないいんです。薬には偉大な力が備わっています。使わない手はありません。つまり**「上手にお付き合い」**したいという事なんです。病院に通うにしても、どこかの治療院に通うにしても、エステティックに通うにしても、「ただなんとなく」勧められるまま、言われるままにしていては**「良い金ヅル」**にされてしまいます。これからは**「賢く」**ならなくてはいけません。健康は向こうから歩いては来ません。また誰かが運んでくれるわけでもありません。**「自分で獲得するもの」**なのです。しっかりと自分で理解して、自分の意思でどう健康を獲得するかを選択しなくてはなりません。本書が、その選択に少しでも役に立てればよいと思います。

あなたの健康は天然ものですか？それとも作られたものですか？

本来生きている人であれば、人間にはある素晴らしい力が備わっています。傷が自然にふさがったり、疲れた体を癒したり、病気だって治してしまいます。いつでも自分を守ってくれている見えない力。

「自然治癒力」

人によってその強さに違いはありますが、必ず持っている大事な力です。ただ、これを妨げるものがあります。

「ストレス」です。

ストレスが体に及ぼす影響は何でしょう？　ストレスと聞くと何だか全てが悪者のように思われていますが、実はそうではありません。適度のストレスは人間を活動的にしてくれます。スポーツなんかはそのよい例でしょう。適度の緊張状態に置かれた中での勝負。そしてその後にくる爽快感！　本気で打ち込んだ人にしか分からないあの感覚。なんとも良いものです。

でも「過ぎたるは猶及ばざるが如し」です。やはり、過度のストレスは人に悪い影響を与えます。そして体にさまざまな症状を引き起こします。

頭痛・肩こり・腰痛・慢性疲労。この他にも、便秘・下痢・食欲不振・胃潰瘍なども引き起こします。そして自律神経失調症・ぜんそくなどというものまでストレスによって引き起こされてしまうのです。もちろん全部ではありませんが、かなりの割合を占めているといわれています。

これらの症状をあなたは「薬」という手段で解決していないでしょうか？　それも間違いではありません。むしろ経済的にも、時間的にも賢い選択でしょう。

でもご存知ですか？　その薬もまた体にとってのストレスになりうるという事を。病院からの薬は必ずといっていいほど**「副作用」**があります（薬効の結果なのですが）。だからその副作用を抑える薬も飲まなくてはいけません。そうやって薬を飲み続けた結果いつしか体は普通の薬では効かなくなってしまいます。すると病院は次はさらに強い薬で勝負します。そうなれば当然副作用も強いものになってきます。この繰り返しが病院に合法的に（？）お金を供給しているのです。あなたが持っている保険を使って儲けているのです。あなたの体が壊れるまで……。

全てのお医者さんがそうではありませんが、この不景気の中、病院であろうと儲からなくては潰れるのは事実です。「医療とビジネスを一緒にするな！」といわれそうですが、それは間違いです。なぜなら、あなたは「プロ」といわれる人にただでサービスを受けた事がありますか？　もし受けた事があるとすればそれはアマチュアのサービスです。アマチュアは自分の言葉や行動に責任がありません。またその品質にも責任は無いのです。なぜか？　それは簡単。お金を取らないからです。お金を取るという行為には責任が生まれます。つまりできる事とできない事をはっきり相手に伝えなくてはいけません。できもしないのにできそうな顔をしてその品質をごまかす事は詐欺です。

でもこれを監視する事はできます。それは買い手の知識です。その商品に対しての豊富な知識があれば、疑問に思った事は質問できます。そしてその質問に対して明確に答えられないようなら、その人からサービスを受けるのは止めればいいのです。医療サービスもこれと同じです。なのに、今の日本の医療制度は患者の厳しいチェックを受けないように仕組まれています。なぜでしょうか？　保険の存在が大きく影響しているのです。料金のほとんどが保険によって支払われています。どんなに多くのサービスを受けたとしても実際に窓口で支払う金額はごくわずか！　それに比べてアメリカではちょっと風邪をひいて病院にかかったら、診察・注射・薬と、日本と同じ感覚で診てもらうと軽く1万円はとられます。その他に検査でもしたならば、ン万円はとられてしまいます。あなたならどうしますか？　あなたが普通の感覚の持ち主ならば、その医療サービスに対して、説明を求めるでしょう。この治療は自分にとって本当に必要なものなのかどうか？　薬は本当に必要なのか？　副作用は？　これらの質問に分かりやすく答えられないような病院にあなたは診てもらいたいですか？　インホームドコンセントがアメリカで浸透したのはごく自然の成り行きだったのです。

しかし日本では、病院にとってこうしたいわば「めんどくさい事」にならないように、窓口料金が安く抑えられているのです。安いから患者さんはあまり医療の質に対して関心が無いのです。勉強だってする気が起きません。だから問題がおきても追求しようとはしません。これでは日本の医療の質はいつまでも向上しないのも当たり前です。

「何いってるんだ。日本の医療はトップレベルだぞ！」

今そう思いましたね？　確かに**「技術はトップレベル」**でしょう。しかし医療の内容自体はアメリカに遅れる事20年とも言われています。なぜか？　日本の医療はただ与えるだけの押し付け医療。対してアメリカの医療は患者さんと一緒にベストの方法を探り当てていく、双方向医療だからです。これは忍耐と根性、お互いの信頼と努力が必要なのです。生半可な医者ではとうてい対処できません。人としてのレベルも問われてしまいます。日本にそこまで1人1人に親身になって対応している病院があるでしょうか？　実の無い話をして無駄に時間を浪費していないでしょうか？　確かにそれも必要なときもあります。でもそれだけではダメです。日本ではそういう医者のほうが「やさしくて親切」ともてはやされていますが、本当のやさしさとはいったいなんでしょうか？　本当に大切な事は耳に痛いものです。それをしっかりと患者さんに教えて、共に病気と闘うのが本当のやさしさだと思いませんか？

でもこれを実現するためには患者さんの**「意識改革が必要」**です。病院にかかったならばいつも何かを得て帰らなくては損だという気持ちを持たなくてはいけません。そのためにはしっかりと窓口でお金を払う必要があります。そうすれば損をしないようにするのが人情でしょう。自分から勉強もするでしょう。

では進んだアメリカの人たちはどうやって健康を管理しているのでしょうか？　全て自己責任のお国柄ですから健康も人任せにはしません。まずは病気にかからないようにするのです。鍛えるのです。アメリカ人はよくランニングしていますね？　なんと言っても健康を維持していればお金がかからないのですからがんばるはずです。でも人間ですから、疲れもすれば病気にもなります。だけどそれをただ手をこまねいて待っているのはバカバカしい。そこで事前の対策が必要です。つまりは予防なのです。

「予防こそ最上の医療」

病気になってから慌てるよりも病気の発生自体を抑えられたらどんなによい事か！　当たり前ですね。でもここにお金をかけている人が何人いるでしょうか？　日本は気軽に行ける病院のある国＝気軽に病気になれる国なのです。アメリカはそう簡単に病院にいけない国＝そう簡単に病気になれない国なのです。だから、日本は予防に時間とお金を費やさない。代わりに将来にそのつけを回して後悔の人生を迎える国民。アメリカは予防にこそ時間とお金をかけて、将来をバラ色にする国民。なんだかそのまま政治にも当てはまりそうですね。自分の事は棚に上げて政治家を批判できますか？　なんて言ったら嫌われそうですが……。

それでは予防とは、具体的にどうしたらよいのでしょうか？　いろいろな事がいわれています。「何々を食べるとこれに効く！」とか、「誰それ式の健康法で病気知らず！」とか。でも結局のところ、

「ぐっすり眠って、朝スッキリ目が覚める事」

ここに落ち着くのです。なぜか？　人間は夜寝ているうちに回復します。ぐっすり眠る事は健康の第一条件。これができないのにただ食べ物だけに気を使ったってダメ。「誰それ式」が効いているかインチキであるかもここで分かります。人にはそれぞれ個性がありますから、一部の人に効いたからと言って、それを一般論としてあなたに勧めている「誰それ式」はただの読み物に過ぎず、実際に効くかどうかは分かりません。

「ぐっすり眠って、朝スッキリ目が覚める事」

この状態が維持できていればたいてい安心です。なぜかといえば**「自然治癒力全開状態」**なのですから。体の守りは100パーセントです。でも勘違いしない事。いくら自然治癒力が100パーセントだからといって、100パーセント病気にならないわけではありません。自然治癒力にだって個人差があります。バーベルを50キロしか持ち上げられない人もいれば、100キロ持ち上げる人もいるのと同じです。あくまでもその人にとってベストの状態であるという事です。

だから**「手」**による治療の目的がここにあります。あなたの病気を治すのではなく、あなたの病気を治す力を引き出すのです。そして病気になってしまった所にその力を十分に届かせ治癒を早め、その後再び病気にならないように予防するのが仕事です。でも「自然治癒力100」の人はいいとして、「自然治癒力50」の人はどうしたら良いでしょうか？いつもびくびく見えない病気を恐れていなければいけないのでしょうか？　そんな事はありません！　筋肉を鍛えればバーベル100キロを上げる事ができるようになります。自然治癒力だって鍛えてやればいいのです。

「鍛える？　どうやって？　こいつは何を言っているんだ？」

そう思いました？　でもみなさんがただ気づいていないだけで、本当は誰もがちゃんと分かっている事なんです。言葉を代えれば、

「体を鍛えなさい！」

これです。簡単な事でしょう？　でも実行するのはちょっと難しいですね。なぜでしょうか？　スポーツをしていた人ならば結構、抵抗無くできるのですが、今までの人生でスポーツとは無縁という人や、「すぽーつ？　それってウマイんかい？」といった人にはかなりハードルが高い事でしょう。

また、ただやればいいというものでもありません。ちゃんとやり方があるんです。けれども、こればかりはその人によってやり方が違いますので、簡単に言うわけにはいきません。おじいちゃんに一所懸命100キロのバーベルを上げるよう教えても無駄なのと同じです。でもみんなに共通な事がありますのでそれはお教えしましょう。

けれど、あなたはここで**「ああそうかー。鍛えるんだー。教えてくれるんだー」**と簡単に納得してはいけないんです。こう考えなくてはいけません。「確かに体鍛えなくちゃいけないのはわかっているけど、それがどうして自然治癒力を鍛える事になるんだ？」と。いつも「何で？　どうして？」を忘れてはいけませんよ。それこそが、**「賢くなる」**第一歩なのですから。まあ、あんまりしつこいのもどうかと思いますが……。

何で体を鍛えると病気にかかりにくくなるのでしょうか？　それは、自然治癒力を生み出して体の隅々に伝えるのも、体を動かす筋肉に命令を出すのも**「脳とその命令を伝える神経」**がやっているからなんです。

体には大きく分けて2つの系統の神経があります。体の筋肉に脳からの命令を伝えている神経（体制神経）と体のリズム（朝起きてご飯を食べて、仕事して、夜は寝ると言うような1日のサイクル）を支配しながら脳からの自然治癒力を伝えている神経（自律神経）

です。そしてこの2つの神経は脊髄を通っていておたがいに連絡しあっているんです。片方の神経はもう片方の神経に影響を与え続けています。そしてこれらの神経の司令官である脳ともお互いに影響しあっているのです。

だから体を鍛えて筋肉を刺激すれば、自律神経にも刺激が伝わり活発になり、体のリズムや自然治癒力に影響してきます。そして脳も刺激して脳の力がアップします。そうなれば脳からの筋肉に対しての命令もより質の高いものになりますし、自然治癒力もレベルアップします。これが体を鍛えると自然治癒力がアップする理由なのです。では具体的にどうすればいいのでしょうか？　これは簡単。

「歩く」

誰にも共通して言える事はこれだけです。みなさん忘れてしまっているようですが、2本足で立って歩いているのは人間だけなんです。立って歩いてこそ人間なのです。人間の骨格・内蔵は4つ足の動物とはその形も位置も違います。全ては歩くためなんです。だから人間である以上は歩く事を放棄してはいけないのです。

車を使う事は自然界の住人としての人間の退化といえるでしょう。便利さを追求すればするほど、人間は人間らしさを失っていくのです。人間が神様に逆らって知恵の実を食べてしまった報いかもしれませんが、もう一度人間性を取り戻すために歩き始めましょう。

歩きが弱いとなんと言っても困るのが、生殖機能の低下です。東洋医学の中に「足医術」というのがありますが、この理論は、「足の裏には体のあらゆる場所の反射が出ていて、体の異常は足の裏に汚れとして現れる。だからいつも足の裏は汚れがたまらないように揉みほぐしておきましょう」というものです。この反射のひとつに生殖器があります。どこかといえば「かかと」です。かかとの大きな部分にその反射ゾーンがあります。つまり人間は歩くときには「かかと」からついて歩きます。いつも生殖器に刺激が行くようになっているので**「元気」**なはずです。でも現代人は歩きません。「元気」が無いのです。これでは元気に子供は作れません。

その結果は明らかです。今問題になっている「少子化」です。女性の社会進出を問題にするよりまずは、「歩く」事に気を配ったほうが良いのではないでしょうか？　一日1万歩とか、40分歩行とか言われますが、いきなりは無理です。毎日も無理です。だからまずは気が向いたときに散歩する事から始めましょう。外の空気やいろいろな音・景色・光、これらが楽しめるようになったら自然と習慣にもなるし、距離や時間も増えてきます。なんでもそうですが、義務にしてはいけません。絶対に続きませんから。マイペースを守っ

足裏の反射

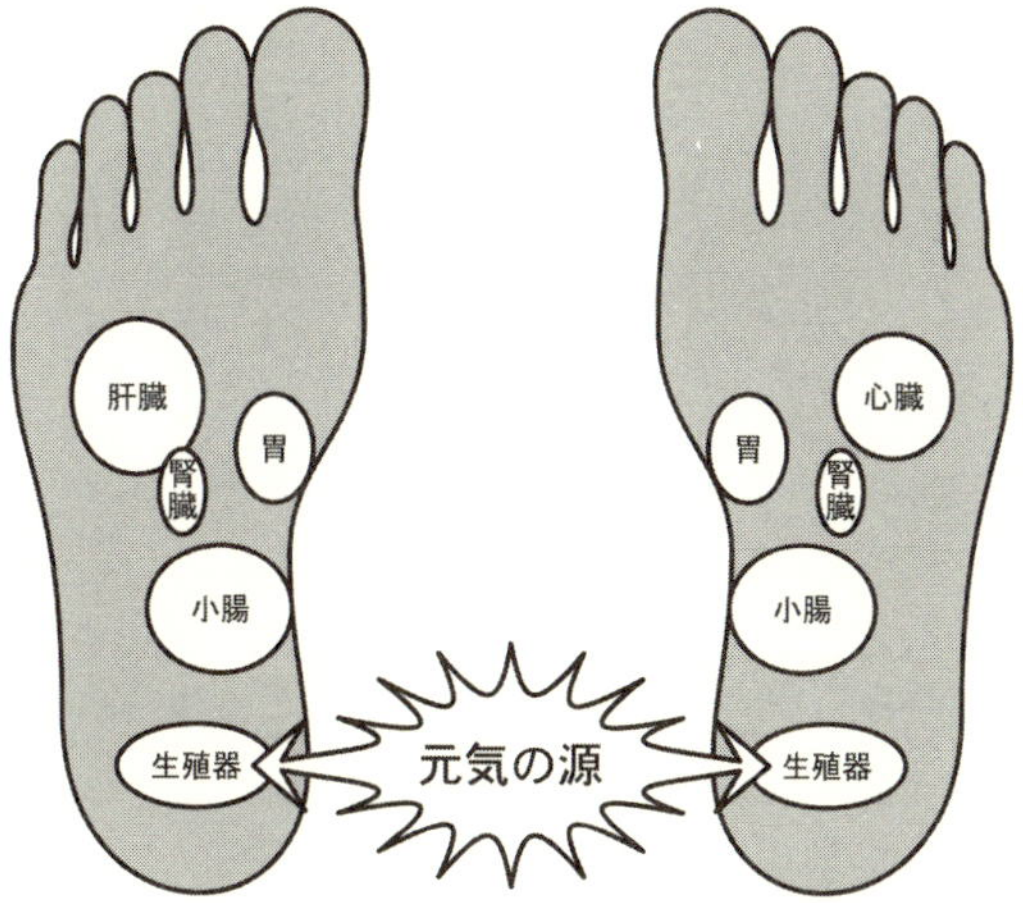
肝臓
胃
腎臓
小腸
生殖器
元気の源
心臓
胃
腎臓
小腸
生殖器

てください。そしてこの歩く事によって鍛えられる「元気」はまさしく「自然治癒力」であるといえるでしょう。

「**仕事でいつも歩いているけど……**」とお思いの方がいると思いますが、仕事で歩いていて楽しいですか？　そういう人もいるとは思いますが、たいていはストレスを感じながら歩いていますよね？　楽しみながら歩かなくては意味がありません。何せ、ストレスを解消して、リラックスするという意味もあるのですから。先ほども言いましたが、人は病気に打ち勝つ力がもともと備わっています。でもいろいろなストレスに体がさらされているうちにその力が弱くなってしまいます。そして、歩く事から離れてしまった結果、この大事な力を鍛える事ができなくなっています。もう一度「自然治癒力」を取り戻すためにがんばりましょう。

ここからは人の体はいかにして病気になっていくのか、また薬や手術に頼らなくても「**手の力**」でどこまで人は病気と戦う事ができるのかについて、いろんな症状に分けてお話していきたいと思っています。でも決して薬や手術を否定するものではありません。そんな傲慢な事を言うつもりはありませんが、健康を獲得するための選択肢の一つとして頭の片隅にでも入れておいてください。

第1幕：この本のキーワード

まずはこれから読み進めていくうえで重要なキーワードがありますのでそれを説明していきましょうか。

「体の中の見張り役　自律神経」

先ほど軽ーく触れてみましたが、自律神経とは**「体の中の見張り役」**なんです。やっている事は唯一つ。体の中の環境を一定にする事。これだけなんです。体温は何度ですか？だいたい35～36度ぐらいでしょう。いくら外が暑いからと言って、いきなり体温が40度にはならないでしょう？　汗をかいて体温調節しますね。血圧も昼間活動しているときには高くなり、夜休んでいるときには低く抑えられています。なぜ？　昼間活動しようという時には体は酸素や栄養をたくさん必要とします。体の隅々にまで行き渡らせなくてはなりません。そんなときに血圧が低かったら（ポンプの力が弱かったら）、しっかり必要な所に血液がいかず、ちゃんと活動できません。逆に夜寝ているときに血圧が高かったら、せっかく休もうとしているのに、頭に酸素や栄養が行き渡り、頭が冴えてしまって眠れません。こんな状態が続いてしまったらどうでしょうか？　人は生きていく事ができません。こんな事にならないように体のリズムを見張っているのが自律神経なんです。

この自律神経には二つの種類があって、ひとつは**「交感神経」**もう一つは**「副交感神経」**

です。交感神経は主に昼間の活発な行動をするための体の環境作りを行い、副交感神経は昼間の活動で消費したエネルギーの補給や、疲れを取って明日の活力を蓄えるように体のコントロールをします。この二つの神経系統がちゃんとバランスよく働くように指令を出しているのが、脳の中にある**「視床下部」**という所です。この司令官の所に体の中のいろんな情報が集められてきて、その情報を元に自律神経に指令を出すのです。例えば血糖値だったり、体温だったり、酸素の濃度だったり……。こんなにいろいろな情報をどうやって集めてくるのかと言えば、血液が運んでくるのです。病院で血液検査しますね？　それと同じ事を、いや、それ以上の事をしているのがこの視床下部なんです。ここでの検査の結果が、人に「アー。腹減った」とか「のど乾いたよ〜」とか「息苦しいなぁ」とか言わせるわけです。この他、ストレスに対しても自律神経は目を光らせています。人にストレスが加えられるとどうでしょう。まず人はストレスを排除しようとして戦いの準備を行います。交感神経の出番です。血圧をあげ、血液を筋肉や頭に集中させ、血糖値を上げます。**「心臓バクバク。顔は青くなり、イライラモード」**です。

また、瞳孔を開いて目からの情報を多くし、気管を広げてより多く酸素を吸収しようとします。そしてこれを抑える働きをするのが副交感神経です。血圧を下げ、血液をおなかや皮膚に持っていき、血糖値を下げます。**「休憩・リラックスモード」**です。また瞳孔を狭

自律神経の働き

臓器	副交感神経刺激	交感神経刺激
心臓	リラックスモード	バクバクモード
血管	皮膚、粘膜、内臓の 血流増加	骨格筋へ
腎臓	——	ホルモン（レニン）を 分泌し血圧上昇
胃腸管	活動力アップ	活動力ダウン(潰瘍になる)
膀胱	オシッコ出す	オシッコ我慢
眼	近くを見る　瞳孔縮む	遠くを見る　瞳孔緩む
気管・気管支	縮む（ぜんそくになる）	広がる
唾液・涙 消化酵素・鼻水	出す(痰はぜんそくを助長)	——
汗	——	出す
肝臓	エネルギーを 糖として蓄積する	糖をエネルギーとして出す
すい臓	インスリンを出して 血糖値を下げる	グルカゴンを出して 血糖値を上げる

くし、気管を縮め、人の活動を抑えます。でもこの2つの神経がお互いを牽制しながらバランスよく働いていれば良いのですが、ストレスの長期化によって、このバランスも崩れてきてしまいます。副交感神経が疲れてしまって、交感神経の慢性緊張状態が続いてしまうんです。そうなると交感神経は、体の筋肉を動かしている神経（体性神経）と脊髄の中で連絡しあっているために、体の筋肉に悪影響を起こしてしまいます。それが体にゆがみとして、また関節の固さとして現れてくるんです。自律神経と体性神経は脊髄を通じて影響しあっていますので、片方の障害はもう片方に障害を起こしてしまいます。しかし、これを逆手に取れば、筋肉や関節を刺激していく事で自律神経に良い影響を与える事ができるんです。その上で副交感神経の活性化をすれば、いろいろなストレス症状に対して、薬を最小限に抑えて、つまり体にやさしい治療ができるわけです。

「頭の骨（頭骸骨）の動きと骨盤の動き（仙骨）：頭蓋仙骨リズム」

「頭の骨が動く〜？　ウッソで〜！」といわれそうですが、この本を読んでいく上ですごく大事な事なんです。まず、頭の骨はジーッと動かないんじゃなくって、いつも微妙ーに動いているんです。どうして動くのかと言うと、脳が膨らんだり縮んだりしているからです。頭の骨は実は15種23個の骨の集まりで、それぞれ動けるようになっていて、脳の動きを妨げないようにしています。「脳の動き〜？　ますます怪しい」と思っているでしょう！　……いいんだベツに。動くんだから、本当に……。なんていじけている場合じゃない！　脳には「脳脊髄液」というものを作っている「脈絡叢《そう》」という場所があって、またその液体で満たされている部屋「脳室」があるんです。脳脊髄液が分泌されると、頭は微妙に前後が縮み横長に膨らみ、ある限界が来ると、分泌が止まり、今度は自然に液体が静脈に吸収されるので、今度は頭は前後が伸びながら、横幅が縮みます。そしてこの頭の動きにあわせて骨盤も動いているんです。正確には骨盤のパーツの一つである「仙骨」なんですが。どうして一緒に動けるかと言えば、硬膜という伸び縮みしない膜によってダイレクトにつながっているからです。だから、**「頭の動きは骨盤に影響するし、骨盤の動きは頭に影響する」**のです。このリズムの事を**「頭蓋仙骨リズム」**と言うんです。そしてこのリズムは体の隅々にまで波紋のように広がっています。このリズムがちゃんと整っていれば、**「自然治癒力１００％」**なんです。だから体の一番根本的なリズムなわけで、この事と自律神経のバランスが密接に関係しているんです。副交感神経は頭と仙骨から出ています。このリズムの異常はすなわち副交感神経の異常なんです。ストレス（肉体的・精神的）にさらされ続けると、頭の骨の関節が固くなってしまい、このリズムを正常に保てなくなってしまいます。そうするともはや交感神経の暴走を止めるべき副交感神経は役に立ちません。そうなってしまうと、交感神経は脊髄を介して体性神経に影響を及ぼします。筋肉の

自律神経の分布

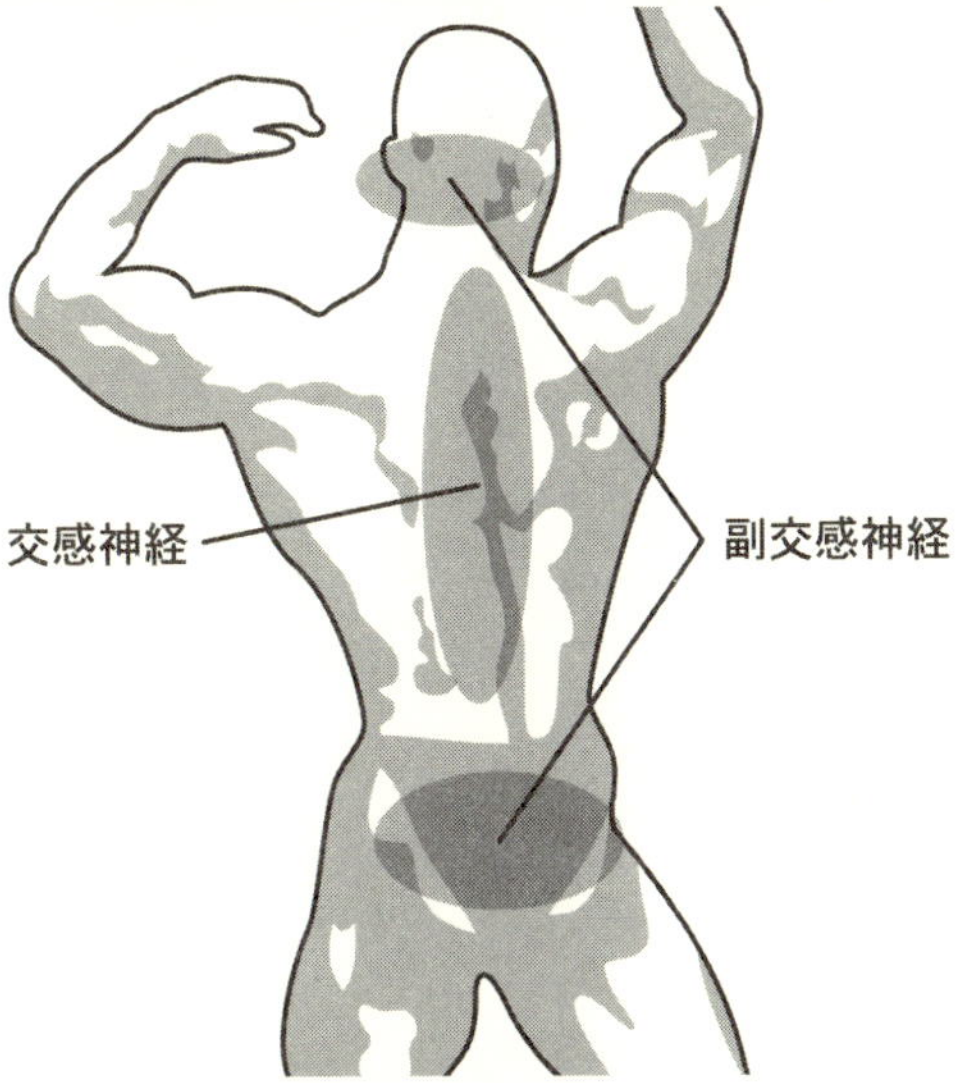

異常緊張が起き、体にいろんな症状を起こしてしまいます。だから自然治癒力の回復のためにも、ストレスの解消のためにもこの頭蓋仙骨リズムの治療は必要なんです。

このリズムが制限されてしまったら例えばどんな影響があるでしょうか？　まずは脳の圧力が上がります。何せ脳が膨らもうとしている所を抑えてしまっているんですから。脳の圧力が上がると今度は血圧が上がります。脳の圧力が上がってしまったために、頭に血液が行かなくなってしまうので、無理やりにでも血圧をあげて血を脳に送ろうというのです。これをクッシング反射といいます。高血圧の原因になってしまうものです。頭蓋骨の動きが制限されると他にも体にとってのいろんな不都合が生まれてきます。脳からは12対の脳神経が出ています。匂い・目の動き・視覚・顔の表情やその感覚・耳の機能・おなかや心臓の機能維持。声の調子や舌の動き、味覚。食べ物を飲み込んだり……。これらの神経に影響が出るんです。脳神経も脊髄神経のように、骨のトンネルを通っています。その骨のトンネルに障害が起きてしまったらさあ大変！　それぞれの神経が受け持っているからだの機能にも障害が出てきます。足がシビレるどころの話じゃありません！　人間が生きていくための**「生命維持装置」**に重大な影響が出てしまうんです。その意味からも、いつもこの「頭蓋仙骨リズム」は整えておかなくてはなりません。

脳神経の働き

神経の番号	神経名	機能
I	嗅 神 経	嗅覚
II	視 神 経	視覚
III	動眼神経	目の動き　まぶたを上げる 瞳孔を縮める
IV	滑車神経	目の動き
V	三叉神経	噛む 顔、頭、歯の感覚（顔面神経痛はこの神経）
VI	外転神経	目の動き
VII	顔面神経	顔の動き（表情の変化）唾液や涙を出す 舌の前2/3の味覚
VIII	内耳神経	聴覚及び平衡感覚
IX	舌咽神経	飲み込む　唾液を出す 舌の後1/3の味覚　血圧調節
X	迷走神経	胸や腹の中の内臓の動きと消化液などの分泌 のどごしを感じる　血圧の調節
XI	副 神 経	声帯を支配　背中・頚の筋肉を支配
XII	舌下神経	舌の運動

第2幕：仕事人の宿命？　「腰の痛み」

腰の痛みと言ってもいろいろあるんです。「**ギックリ腰**」と聞いて「ギクッ」とする人もいるでしょうが、まず何を思い浮かべますか？　なんと言っても、「**痛い！！！**」これでしょう。下手をすればその瞬間、そのまま固まってしまって、指一本動かせなくなる事もあるほどです。「**救急車→入院→手術**」という必勝（？）パターンにはまってしまう事もあります。そんな深刻な状態の人に向かって、「ちょっと待って。今僕が治療してあげるよ」という事はできませんが（はっきり言って注射のほうが早い・安い・安心です）、それほどでもない人（まあ、何とか寝返りがうてて、歩ける人）には、あまり注射や手術はお勧めではありません。「痛い」のを無理に注射で止めてしまうと、患者さんは「治った」と勘違いしてしまい、防げたであろう障害をそのまま背負わされてしまうんです。例えば「仕事に穴はあけられない」なんていう理由でせっかくの治療の「**ゴールデンタイム**」を逃してしまい、負担しなくてもよい障害を背負って生きていく事になるんです。「あなたがいなくてはどうしても困るんだ！」と会社から泣きつかれる人は別としても、そんな思いをしてまで会社に義理立てしなければいけないのでしょうか？　痛いのは自分持ちです。会社はあなたが立てなくなろうが、足がシビレようが、歩けなくなろうが関係ありません。「フーン。歩けないんだー。じゃあ、明日から来なくていいや」です。クビを切られて、残るのはほんの少しの時間を治療に割けなかったために負う羽目になった大きな代償だけ……。これまでの人生を奉げてきたのに、なんて冷たい事か！　まあ、会社なんてそんなモンです。だからそんな困った事にならないためにも、**「ギックリ腰のメカニズム」**を知っておかなくてはなりません。「敵を知り、己を知れば、百戦して危うからず」です。

「ギックリ腰」になるにはいろんな原因があるんですが、ここでは①筋肉と骨格の問題、②椎間板ヘルニア、③内臓の問題に分けてお話しましょう。まずは①のお話から。

「ギックリ腰〜筋肉と骨の引き離せない関係〜」

要するにいつも同じような仕事をしているために、いつも同じところが使われていて、知らないうちに局所的な疲労が溜まっていって、ある日突然「プチッ」といってしまう事なんです。

いつも同じところを使っていると、その場所の筋肉や関節は疲労を起こしてしまいます。立ち仕事であっても座って仕事をしていても、必ずお尻から背中にかけての筋肉は使われています。立ち仕事であれば、お尻の筋肉がしっかりと骨盤を支えていますし、座って仕事をすれば背中の筋肉がいつもジーッと緊張しています。その上、きっとバランス悪く使っているために筋肉の強い所と弱い所ができてしまっている事でしょう。筋肉はほとんど左右対称になっています。だからバランス悪く使っているという事は、左右で筋肉の使い方が違うという事なんです。筋肉はよく使われるほうはそれ自体を太くして要求にこたえようとします。そうなると左右で筋肉の力が変わってしまい、関節をゆがめてしまうのです。そうすると体は「痛い」と主張して……。というのはまだ早いんです。体はそんなにすぐには警告してきません。ある一定のラインが破られたときにはじめて警告を発するのです。

「体はいつもゆがんでいるんです」

よく患者さんに、「私の体、ゆがんでいますか？」と聞かれるんですが、ゆがみは自然な事なんです。ゆがんでいるから「悪い」わけじゃないんです。体はいつもバランスをとっています。だって、よく考えてみてください。右手に荷物を持って歩くでしょう？　その時体は真っ直ぐですか？　必ず左に傾くでしょう。筋肉が一生懸命になってバランスをとろうとしているのが分かるでしょう。その筋肉に引っ張られて関節がまさに「ゆがんでバランスをとって」いるんです。**「体をゆがめて重心のバランスをとる」**、これが常に行われているので、ゆがまないわけがないんです。だからちょっとぐらい左右の筋肉に筋力の差が出ても、体のゆがみという防御機能によって相殺されてしまうので問題はありません。足の先から頭のてっぺんまで協力して局所のアンバランスを全体でバランスのいい状態にしてくれます。でもこのゆがみによる体の防御機構にも限界があって、これを超えてしまうと「痛い」わけです。

「体の限界」

体には4つの水平器があります。重力に対していつも水平になっていなくてはならないところです。ここが水平を保つ事ができないほどゆがんでしまうと、体は痛みという警告を発するんです。

①仙骨と腰椎5番
②腰椎1番と胸椎12番
③胸郭上口
④頚椎1番と後頭骨

この4つの場所がいつも水平であるように体はゆがむんです。ではどうしてこの4つの場所が水平でなくてはいけないのでしょうか？　それは、その場所には大事なものがあるからです。

①の前には腹大動脈が骨盤の内蔵や足を栄養するために二手に分かれる場所。そして体を支える要の場所

水兵器の位置

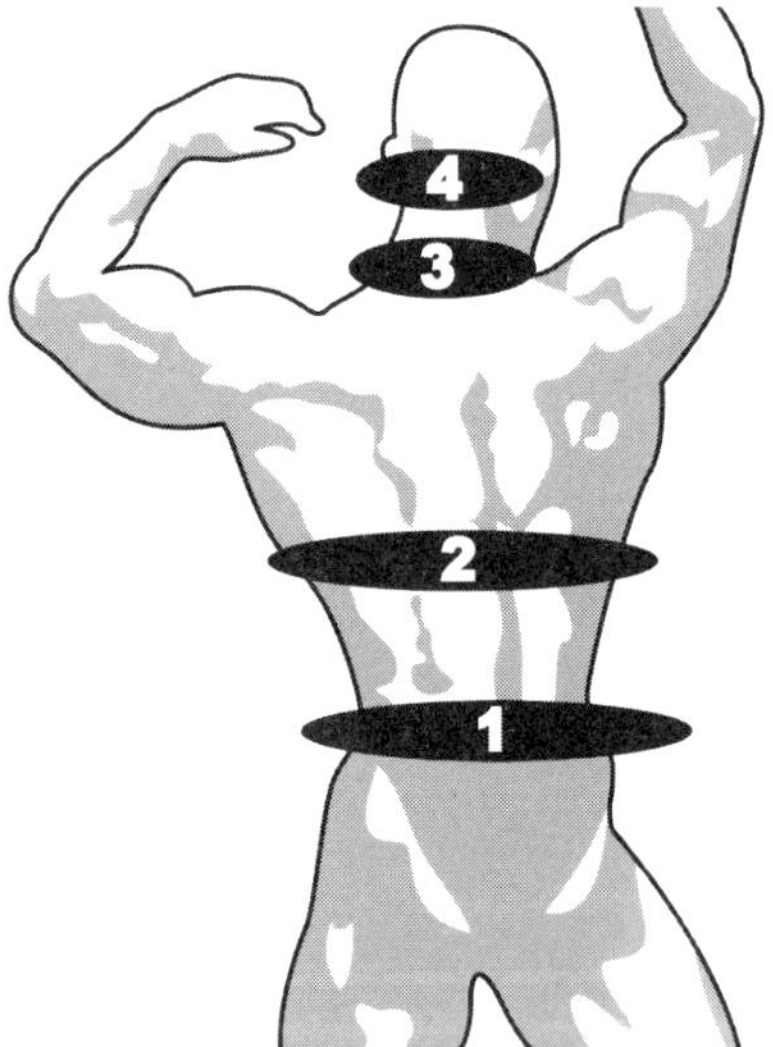

②の前は腎臓
③の前には大動脈とそこから枝分かれした首や腕に行く動脈や交感神経の大きな中継地点（星状神経節）がある場所
④の場所は脳からの神経や脊髄、脳に栄養を供給している動脈や静脈の通り道

それぞれとても大事なものです。ちょっとでもひっぱられたり、つぶされたり傾いたりしたらそれは即、体に大きな影響を与えかねない所なんです。だからいつも水平を保っていなくてはなりません。体のいろんな問題にいつも対応しているんです。他の場所をゆがめて大事な所を守っているんです。でもそれができなくなったとき、体は警告をするんです。「痛み」によって。

「ギックリ腰」と一番関係が深い場所は、やっぱり①でしょう。お尻や足の筋肉があんまりひどくアンバランスになると、体重を支えている骨盤がうまく体重を受け切れなくなってしまって（非荷重症候群）、崩れてしまうんです。うまく組みあがっている積み木を崩すように。もちろん水平器も水平を保っている事なんかできません。さあ大変！　このままでは体に重大な障害が出てしまいます。そこで体は「痛み」を使って人間の活動を強制的に停止するんです。これがギックリ腰の一つの原因なんです。それなのにあなたは安易に

注射でごまかす気ですか？　でも前に言ったように、なんでも注射や手術がダメなのではありません。あなたにとって一番良い選択肢を選んでもらいたいんです。

「なるほど〜。原因はわかったけど、じゃあどうやってこうならないようにすればいいの？」

それは簡単。まずは姿勢です。正しい姿勢は体の負担を軽くします。でもすでにアンバランスな筋肉をお持ちの方はどうすればいいでしょうか？　アンバランスに筋肉を使っていた結果が痛みを引き起こすのですから、バランスよく体を使ってやればいいんです。バランスの良い運動をして筋肉を均等に使って、弱ってしまった所は強く、固くなってしまった所は柔らかくするんです。ではバランスの良い運動って何ですか？

「歩く」

しつこいくらいで申し訳ありませんが、歩く事が一番良いのです。プールの中でお友達と一緒にやるのもいいでしょう。なかなか一人では続かないものです。ただし歩き方があります。

「つま先をしっかり上げて、かかとからついて歩く」

これだけ守ってください。後で話しますが、大事な事なんです。なんと言っても一番いいのは予防です。余計な時間とお金を使わないようにするためにも、がんばりましょう。

「ギックリ腰～不治の病？　椎間板ヘルニア～」

みなさん言葉だけは良く知っている「椎間板ヘルニア」です。腰が痛むとすぐにヘルニアのせいにして、いかに自分が重症であるかを主張してきます。

「私はヘルニアだから。どうしょうもないんだよ。ふふふ」

何が「ふふふ」なんでしょう？　うれしいんですかね？　よく患者さん同士で病気重症合戦をやっていますが、あれと同じようなものでしょうか？

「私は去年胃の摘出を……」「なんの。私なんか3年前心臓のバイパスを通したよ」

患者さんはこういう不毛な会話がとにかく好きです。「ヘルニアだから……」という事は、**「ヘルニアは治らない」**という事でしょうか。でもちょっと待ってください。ヘルニアは確かに厄介な病気ですが、出てしまった原因を突き止めてそこを治療すれば結構良くなるものです。よく考えてください。なんでも原因と結果があるんです。ヘルニアになるという事はあくまでも結果であって、それを起こした原因があるんです。医者に「アー。ヘルニアだね。手術だね」と言われていざ手術してみても痛みはそれほど変わらず、逆に新しく痛いところが増えてきたなんて話を聞きますが、かわいそうな限りです。ちゃんと根っこを刈り取らなければまた生えてきます。では何でヘルニアになるのでしょうか？

椎間板ヘルニア

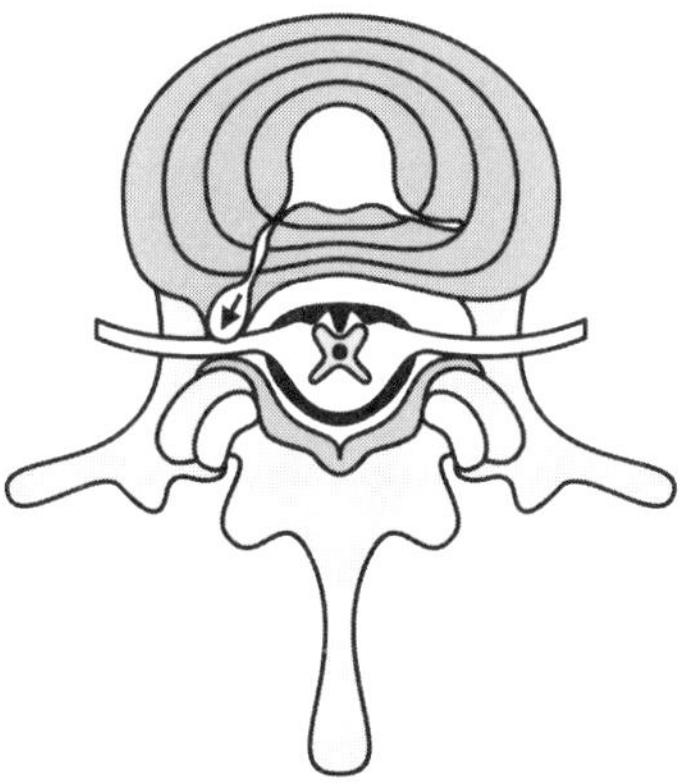

上から見るとこんな状態に・・・

椎間板ヘルニアへの道・・・

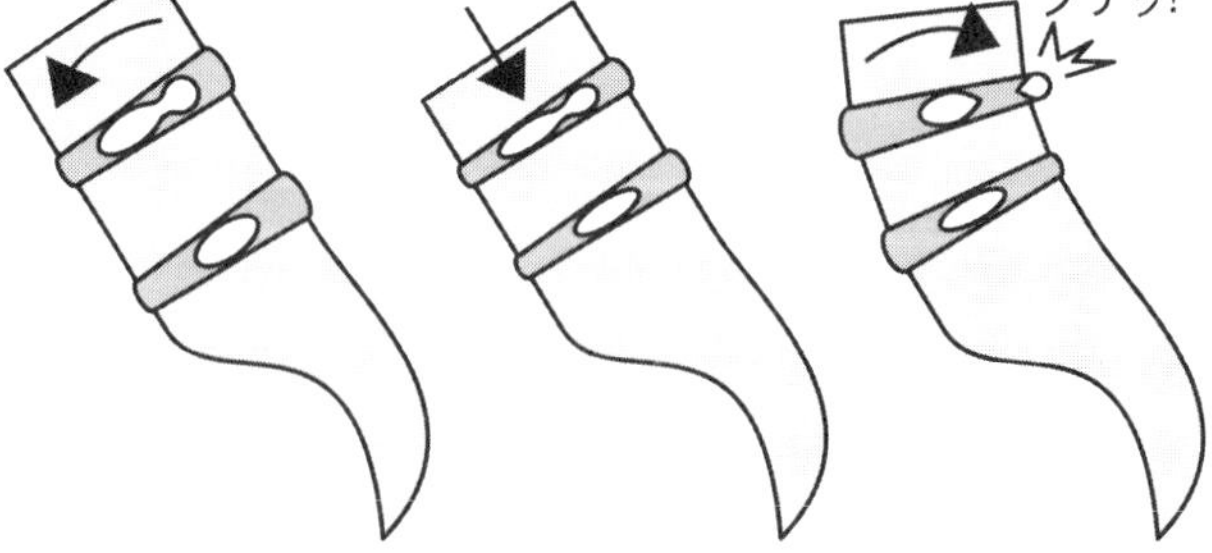

①
前に曲げて

②
重いものを持って

③
後に反ると・・・

その前に椎間板のお話をしましょう。椎間板は真中に髄核《ずいかく》というゼリーを繊維状の軟骨（繊維輪）でぐるぐるまきにしたものです。これが背骨の間に23個挟まっていて、体重の3／4を髄核が、残りの1／4を軟骨が支えているんです。そしてそれぞれの椎間板が少しずつ背骨全体の動きを受け持つ事で体の柔軟さが保たれているのです。ヘルニアは椎間板の内、周りを囲んでいる繊維輪の劣化によってひびが入って、そこから中の髄核が搾り出されてしまうために起きます。では何で繊維輪は劣化してしまうんでしょうか。使いすぎるためです。「なーんだ。当たり前ジャン。腰を使いすぎるからヘルニアになるんだろ？」そうです。みなさんよーく分かっている……つもりなんです。どうして使い過ぎるのでしょうか？　ほとんどのヘルニアは腰椎の4番と5番の間にできます。どうしてでしょうか？　これが分かればヘルニアの予防になるんです。

「立って歩くための代償」

人間は2本足で歩きます。動物は4本足で歩きます。この事が大きな違いを生むのです。4本足で歩く動物では、背骨が地面に対して水平に保たれます。つまり重力に対して水平に背骨が位置しているわけです。それぞれの椎間板にかかる力はほとんど一定です。これに比べて人間は立っています。という事は、重力に対して垂直に背骨が位置しているという事です。つまり4つ足の動物に比べて、下に行くほど椎間板にかかる力が増していくわけです。一番負担を強いられているのはもちろん第5腰椎の椎間板です。当然一番大きいのですが、常に重力によって圧縮されしかも強い靭帯《じんたい》や、骨盤によって、その動きは制限されやすくなります。そこでその上にある第4腰椎椎間板がその分の動きを補っているので、他の椎間板より動く量が多くなります。その上、人によってはより「歩く事」に対して体が適応しすぎて、腰の骨が強く前にカーブしてしまっている事もあり、本来の役目である「**体重による背骨の負担を分散させる**」という機能が弱くなって、椎間板が過剰に負担を受けてしまい、大変な思いをしている事もあるんです。要するに、腰の骨の中で一番動くくせに2番目に大きな重力を背負っているんです。上から押さえつけられながら、ぐりぐりと動いているんです。壊れろと言わんばかりの扱いですね。ここに第4腰椎椎間板にヘルニアが多い理由があります。

でも、もし体が背骨だけで支えられているのなら、もっとヘルニアになる人は多いでしょう。いや、歩こうとしても背骨が耐えられないでしょう。だから人間の背骨には直立2足歩行を維持するためのパートナーがいます。「**筋肉**」です。いろんな種類がありますが、まずは脊柱起立筋です。上から下まで背骨にこびりついている強い筋肉です。凄く持続力があるのでそうやすやすとは疲れません。それから腰骨の前側にこびりついている腸腰筋《ちょうようきん》。

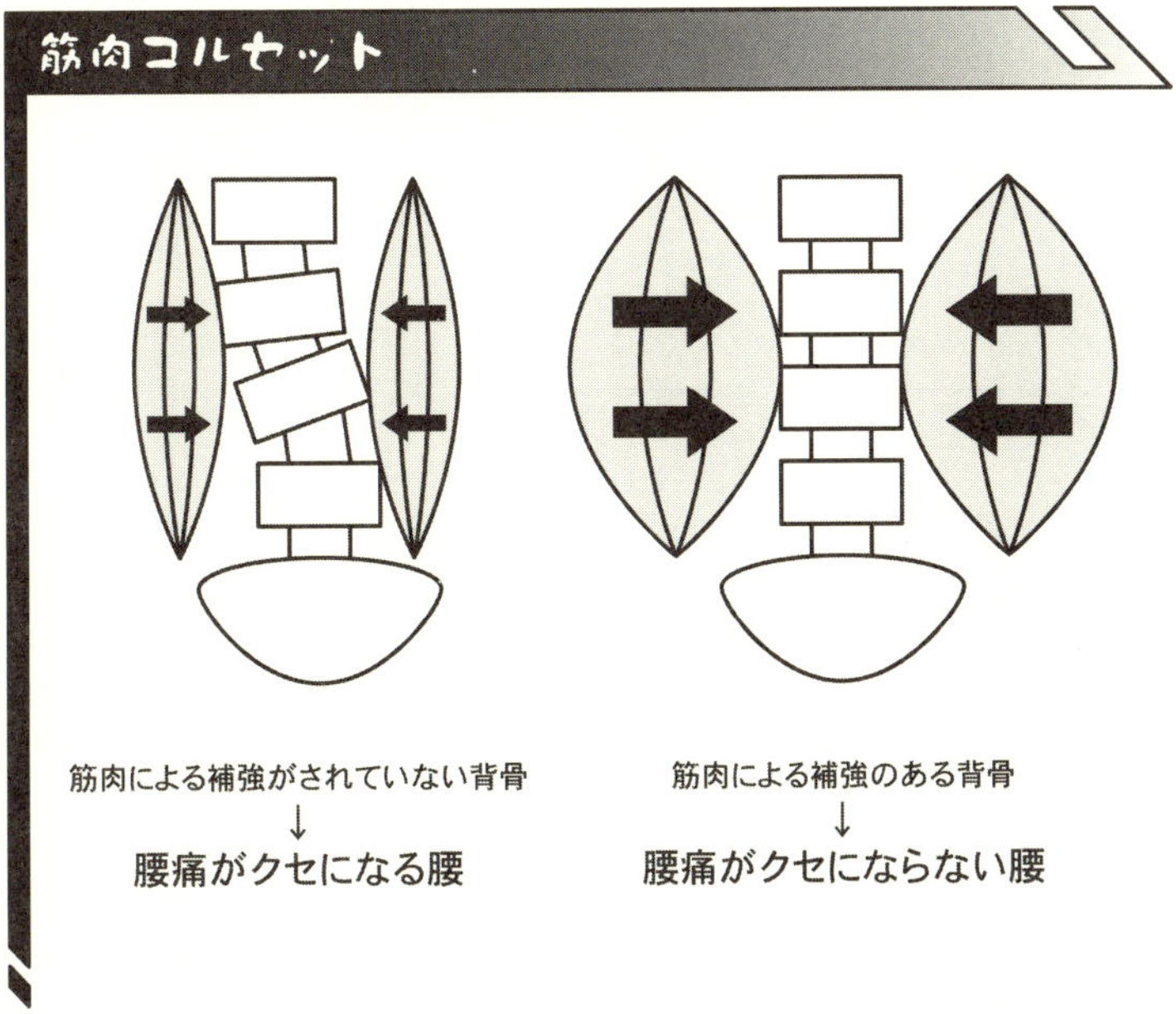
筋肉コルセット
筋肉による補強がされていない背骨
↓
腰痛がクセになる腰
筋肉による補強のある背骨
↓
腰痛がクセにならない腰

腰のカーブを維持してくれる大事な筋肉です。そのほかにも、「もも」を上げる作用もします。それと腹筋です。腹筋を鍛えなさいと言われますね。腹筋は別に背骨にくっついているわけじゃないんですが、何で鍛える必要があるのでしょうか？　腰があんまり反り返らないようにするつっかえ棒の役割が一つあげられますが、もっと重要な事をしているのです。

「椎間板の負担を軽くしている」

そうなんです。伊達《だて》や思い付きでお医者さんが「**腹筋、腹筋**」と言っているわけではないんです。腹筋が弱いと椎間板に対する負担が大きくなってしまうのです。なぜでしょう。重いものを持つ時あなたはどうしていますか？　「……ヨッ！」と言って息を止めるでしょう。その時腹筋も緊張して肺に入ってきた空気と一緒におなかの中の圧力を高めます。そうする事で肺からおなかまでの空間が一気に固い棒のようになって背骨をサポートするわけです。よって腹筋が弱いとこのサポートも弱まるわけです。だから「腹筋、腹筋」なんです。これは生活にも応用できますね？　何か物を持つときには、腰痛予防のために息を吸って止めた状態で、おなかに力を入れてやるといいわけです。この他に物を持つときに気をつけたい事は、椎間板はなるべく垂直に重力を受けたほうが負担が少なくて済みます。だから物を持つときには体を起こしてなるべく荷物を体に近づけて持つようにするんです。よく言われている事ですが、理由はここにあったわけです。

これらの筋肉が弱くなっていたり、なにかの都合で機能しなくなったり、逆に緊張しすぎてうまく力を発揮できなかったりすると、椎間板への負担が一気に増えるわけです。また運動不足にもご用心。椎間板は二十歳ぐらいまでは血液が通っていてその新陳代謝を助けていますが、二十歳を過ぎると血液ではなく動く事によって、まるでスポンジが水を吸ったり出したりするように新陳代謝を行うのです。だからジーッとしていてはいけません。ちゃんと運動しなくてはなりません。そうしないと所々固くなってしまった椎間板が、まだ元気に動いている椎間板の負担を増やしてしまい、ヘルニアになる条件を作ってしまうからです。じゃあ、そうならないように何をすればいいかって？　お分かりでしょう。なぜ人間は立つ事を選んだんでしょうか？　……そう、**「二本足で歩く」**ためでしょう。

「ヘルニアになるメカニズムはそれくらいにして、じゃあヘルニアになってしまったらどうやって治療してくれるの？」という声が聞こえそうなのでちょっとだけ。

今までの説明が理解できたでしょうか？　それならば治療の仕方はもうお分かりですね？　要するに、**「椎間板に対する重力の負担と動きの負担を軽くしてやればいい」**のです。動きがなくなってしまった腰の関節を補うようにして、動きすぎていた椎間板の負担を軽くし、筋肉の問題を解決して椎間板のサポート能力をアップしてやればいいのです。そうすれば後はもともとあなたが持っている「自然治癒力」が治してくれます。話は戻りますが、手術によって椎間板ヘルニアを治療してしまうとどうでしょう。治療とは椎間板の機能の消失を意味します。そこには二度とヘルニアはできません。同時に関節としての機能もなくなってしまいます。つまり動かなくなってしまうんです。すると体はどうするのでしょう？　その動かなくなってしまった関節の動きの分を、補わなくてはなりません。すぐ上や下の椎間板に負担がかかるわけです。すると……。お分かりですね？　新しいヘルニアの下地ができ上がってしまうわけです。だから、手術をするなら慎重に決断しましょう。

手による治療の選択肢の一つとしてカイロプラクティックの力を借りる事もありますが、僕はあんまり「ボキッ」はお勧めじゃないかな……。確かに決まれば良い効果が出て、社会復帰も早いかもしれないけれども、なんと言っても、最初は「**痛い・怖い**」、だから勇気がいる。それなら、いきなり本丸に攻め込むよりも、まずは外堀を埋めていくやり方の方が「**安心**」。時間はかかるけれども、良い方法だと思います。それと忘れちゃいけない事は、ストレスの解消。そうしないと回復するための睡眠がとれません。あんまり痛いときには、ちゃんと薬も注射も必要ですよ。いろいろな方法の良い所をうまく利用するのが賢い患者さんですから、あんまりこだわり過ぎないように。

「ギックリ腰〜もしかして内臓？〜」

患者さんにいろんな事を聞かれますが、これも多い質問です。

「この痛みは内臓からなんでしょうか？」

こう聞かれたらまずその疑いがあるかどうか調べます。どうするかと言えば、「問診」するのです。

①この痛みは何かして痛くなったのか、それとも何もしないのにじわじわ痛くなってきたのか？

②一日の内で一番痛くなるのはいつ？

③動いているときとジーッとしているときではどっちが痛い？

④どこか痛みが集中している所はない？

①では痛めた直接の原因があるのかないのか。特に覚えがない場合などは内臓からの痛みかもしれません。②では主に痛いのが、夜なのか、昼間なのかを聞きたいんです。夜寝ているときに主に痛むようなら、内臓からきている可能性があります。③ではどちらが痛

いかというよりは、動くと痛みが増すのか、それとも動きに関係なくいつも一定の痛みがあるのかを聞いています。後者であれば内臓からの信号の可能性があります。④は痛みが局所的なものなのか、それともなんかボヤーッと「このあたりが」という痛みなのかを聞いています。後者であるなら内蔵が関係している可能性があります。この問診だけでもかなりの確率で「内蔵からの痛み」が分かりますが、これを確実にするには触ってみるのが一番でしょう。体の筋肉や関節に異常があるならはっきりと痛い場所が分かります。そこに触ると「そこが痛い！」と患者さんのリアクションがあります。でも内臓からの痛みには、指圧のようにジワッと押すと「あ～。そこだ」というように反応が出ます。また筋肉や関節の痛みでは腫れていたり、コリが分かりやすく出ているのに対して、内臓からの痛みではは［ママ］っきりした兆候は見られないのが普通です。

でもおなかを触ったときは違います。内臓からの強い痛みでは「**腹壁反射**」といって、腹筋が固くなっています。内臓を守っている体の防御反応なんです。この場合は迷わず病院行きです。プライドもヘッタクレもありません。でも、こんな反応が起きているのにぐずぐずしているアホな治療家がいるんです。何でもかんでも自分が治療できるという妄想にとらわれた奴が。たとえ後で緊急の内臓障害でないと分かったとしてもいいじゃないですか！　誤診して患者さんを死の淵に追いやるよりはよほどましです。後で「あの先生は何も分からないんだな」と言われたっていいじゃないですか！　そんな事よりも患者さんが助かったという事実のほうが100倍うれしいじゃないですか！　私も時には、おごりがないかを自問してみます。治療家のみなさん肝に命じましょう。患者さんも怪しいかなと言われたり、思ったりしたときは必ず病院の検査を受けるようにしましょう。

内臓が原因の痛みにはいろんなサインが出てきます。皆さんも「なーんか胃の具合が良くないんだよねー」といいつつミゾオチのあたりをさするでしょう。これが内臓からのサインなんです。内臓はそれ自身はあまり痛みを感じません。

だから内蔵を支配している自律神経が、脊髄を介して体の神経（体性神経）に信号を送る事で痛みを体感しているのです。その信号は個々の内臓によって特徴があるのです（内臓体性反射）。これらの反応の内、腰の痛みと間違えやすいものは、腎臓・副腎・尿管・すい臓・肝臓・胆のう・大腸（横行結腸《おうこうけっちょう》・S字状結腸を除く）・直腸・十二指腸・子宮の障害です。これらの内臓はおなかの中でも背中側についていて（後腹膜器官）、背中に症状を表しやすいからなんです。**「尿管結石」**なんかはよくギックリ腰と間違われます。そのほかにも卵巣や膀胱の障害も腰の痛みを起こします。激しい下痢やおなかの手術後の癒着なんかも腰の痛みを引き起こします。だから患者さんも何でも話す事が肝心です。勝手に自分で判断して、「この痛みとは関係ないだろう」と思い込み、問診のときに知らん顔していると、あとで困った事になりかねません。急性の内臓障害はもちろんの事、慢性の疾患も体にストレスとなり、自律神経から脊髄を通して筋肉に少しずつ影響してきます。そんな事が積もり積もるとある日、体の警告を「痛み」として受ける事になるので注意が必要です。

では、内臓からの警告は全て、病院の治療に頼らなくてはいけないのでしょうか？　それは違います。先ほどお話したように、内臓の障害は自律神経から脊髄を通して体に影響を与えているのですから、その逆もあるわけです（体性内臓反射）。これをうまく利用すれば薬を最小限に抑えて、おなかの治療ができるわけです。体を整えて自然治癒力の働きを１００％とし、その上で各内蔵からの信号を出している所に刺激を与えてやればいいのです。こうする事で内臓への血流と神経の流れが改善されてきます。手による治療と医者による治療が一体になる事で、患者さんの受ける恩恵はますます大きくなる事でしょう。

第3幕：どーして体はシビレるの？

体が出してくる訴えは痛みだけじゃないんです。みなさん一度ぐらい経験した事があるでしょう？　ここでは「シビレ」についてお話します。

はっきり言って痛いよりたちが悪いんじゃないでしょうか。痛みは体があるポジションをとったときのけっこう一時的なものですが、シビレはそうはいきません。だいたいの人が「いつでも」シビレていると訴えてきます。朝・昼・夜を問わずにです。非常に迷惑な症状です。進行してしまうと筋肉の萎縮を招いてしまって、重症化してしまう事もあります。そこまでいかないにしても、シビレというものは周りの理解を得るのにも苦労するものです。別に動かないわけではないし、よほど重症でなければびっこを引く事もありません。要するに外から見て健康な人と変わらないんです。

だから周りの人は頭では「体の具合が悪いんだな。しょうがないよな」と分かっていても、本能では「何だあのヤロー！　こっちは大変なんだぞ！　少しぐらい何とかなんねーのか！」です。でも本人はやってあげたくてもできないんです。軽い仕事ならいざ知らず、力仕事なんかできません。力を入れたとたん「ビリビリ」が強くなります。だから怖くて手伝えない。そうすると周りの人は「あいつは怠けだもんだ」とか「使えねー」です。まさにあり地獄状態。悲惨です。骨が折れていたり、血が出ているなら理解してもらえるのでしょうが、なんたってシビレです。下手をすると医者や僕たちでさえ、「ほんとーにシビレているの？　何かウソくせーな」と口には出しませんが秘かに思ってしまう事さえあります。口では「うんうん。分かるよ。大変だねー」と言いつつ……。

では皆さんの誤解を解き、患者さんの名誉回復のために一肌脱ぎましょうか。まずはシビレの種類について。一口にシビレるといってもいろいろあるので。

①神経が引っ張られる事で起こるシビレ
②筋肉の緊張で起こるシビレ
③血液の流れの問題

「あなたのシビレと電気コードの関係」

まずは①から。「**神経が引っ張られる**」とどうしてシビレるのでしょうか？　ちょっとゴムひもを用意してください。それを左右に引っ張ってみてください。あんまり引っ張ると……ほら！　痛かったでしょう？　……冗談はさて置き。引いてみましたか？　どうなりましたか？　細くなったでしょう？　神経も引っ張られると「**細くなる**」んです。ではそれがどうして「シビレ」と関係あるのでしょうか？　その秘密は「**電気コード**」にあります。「なんかわけ分かんない事言い始めたぞ」とお思いでしょう。でもちょっとだけ付き合ってください。電気コードの細い奴と太い奴ではどちらが電気をよく通すでしょうか？　素材が同じなら、もちろん太いほうですよね？　これと同じです。神経は脳からの命令や、体のいろんな所からの情報を電気信号として伝えているんです。だから何かの都合で神経が細くなると、この電気信号が**「弱く」**なるんです。そうすると筋肉は十分その機能を果たす事ができなくなります。つまり筋力低下を招くんです。そして「シビレ」です。よく言われるように「骨の変形が……」とか「神経の穴が狭いから……」というのは一種の言い逃れ（？）でしかないのです！　……とも言い切れませんが、その事が根本の原因でシビレを起こしている人は本当はあまり見当たりません。ほとんどは、筋肉や骨格の異常から2次的に引き起こされているものなんです。

何でそう言えるかといえば、じゃあ、骨の変形や神経の穴が狭いからシビレているなら、どうして治療によってシビレが解消するのでしょうか？　治療によって変形がなくなるのですか？　神経の穴が広がるのですか？　そんな事はないでしょう？　レントゲンでおんなじように検査してみればすぐに分かる事です。症状があるときと、症状がなくなったときで差があるでしょうか？　答えは「**NO**」です。ほとんどと言うかまったく変わりなし！　なのにどうしてシビレを変形や穴のせいにするのでしょうか？　不思議でなりません。ほんとうの問題はレントゲンのような平面的で静止した、言うなれば**「死んでいる人からの情報」**では分からないんです。人間は生きているんです。当たり前ですね。でも今の医療はその事を無視して、**「死んだ人間を研究した成果」**を生きている人間に当てはめて治療しているんです。それが悪いわけではありません。まさか生きている人間を生きたまま研究材料にするわけにはいきませんから。……戦争と言うのは実にむごいですが、でもその時期にそれができたから今の医療があるとも言えるのです……。本当の原因とは生きている状態でこそ分かるものなんです。つまり**「活動している」**という所に謎が隠されているんです。それを局所に当てはめれば、動きがあるか無いか、また正常に動いているかどうかによるのです。

では何に神経は引っ張られるのでしょうか？　それは骨です。正確には背骨と骨盤です。脊髄から出ている神経は背骨から出て体のいろんな所を支配しています。この脊髄がゆがんでしまうと、そこから出ている神経を引っ張ってしまいます。関節が固くなって動かなくなってしまったために、また動きがあっても正しい動きができないために、ある特定の動きに対して特に強く引っ張ってしまう事もあります。例えば、第5腰椎と骨盤の仙骨の間の神経が挙げられます。ここがゆがむ（「筋肉と骨格の問題によるギックリ腰」のところでお話したように、体の水平器の一つです）とそこから出ている神経、あの有名な（？）

坐骨神経の牽引

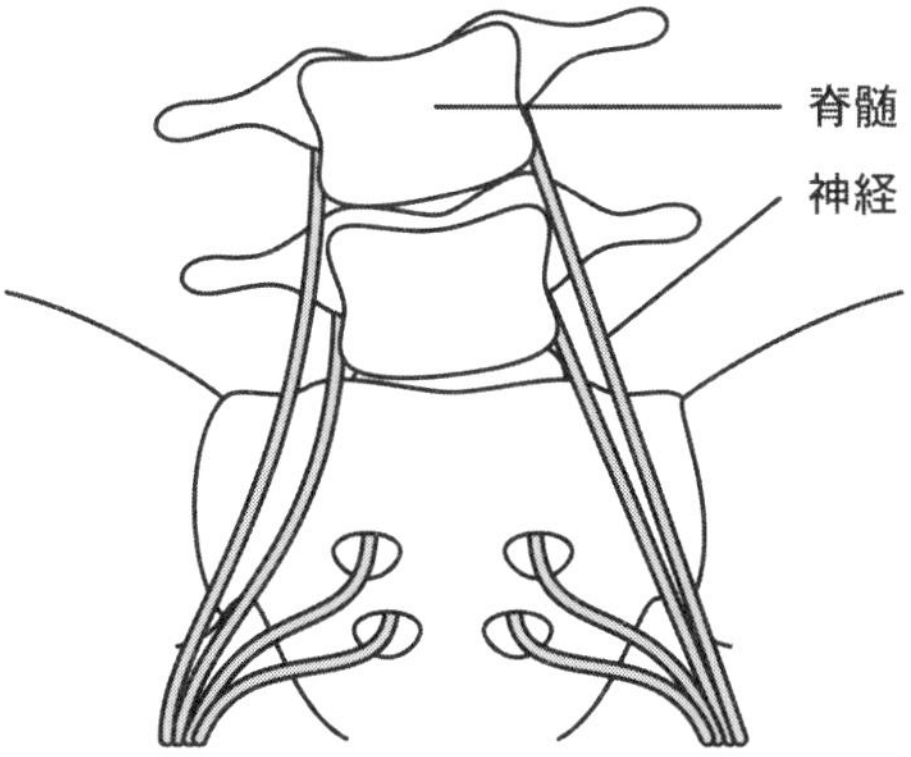

脊椎がずれることで、神経が引っ張られ、シビレの原因になります。

坐骨神経の根元の一つが引っ張られてしまうんです。坐骨神経痛のでき上がりです。

「ハイテク機械に『原因不明』といわれて」

だからと言ってこれが坐骨神経の原因の全てではありません。原因の一つでしかありません。勘違いはしないで下さい。同じ症状が出ていてもそれがいつも同じ原因であるとは限らないんです。椎間板ヘルニアでももちろん坐骨神経痛になりますし、この後お話する筋肉の緊張でも同じ症状が出るんです。もし筋肉によるものであるとしたらどうでしょう。間違いなくレントゲンでは発見できません。MRIを使ったって無駄です。本当はただちょっと触ってみればいいだけなんです。ハイテクなんか必要としません。ハイテク技術で理解できないからと言って、すぐに**「原因不明」**とか、「私のは特別なんだわ……」とか妙な優越感に浸らないで下さい。一番困るのはこの妙な優越感に浸っている患者さんです。

こういう人に「ああ。あなたのシビレは筋肉痛から来るものですから、すぐに良くなりますよ」などと言おうものなら大変です。たとえ治療をして症状に変化が現れていても、「そんな事は無い。私の病気はMRIでも分からなかったのよ！　そんな簡単に治るはずが無いわ！」です。そして毎日自分がいかに重症であるかを周りの人に訴えて、ちっとも治療に協力する気がありません。説明しても聞く耳をもちません。人間の手の力をまったく信じようとしないかわいそうな人です。

ではその②番目のシビレの原因のお話をしましょう。筋肉の緊張でどうしてシビレが起きるのかといえば、神経の大きな束が、特定の筋肉の下を通っていたり、その中を通っているために、その筋肉が緊張して固くなると、中の神経を圧迫してしまうからなのです。先ほどの例でいえば、坐骨神経は腰の骨を出るとお尻の方に行きます。そして「梨状筋《りじょうきん》」と言うお尻の筋肉の下（筋肉の中を通っている人もいます）を通っているためにこの筋肉が緊張して固くなると坐骨神経を圧迫してしまい、シビレを起こすのです。梨状筋は立っている時に股関節をしっかりと固定する役目を持っています。この筋肉が何らかの異常で、例えば、右の方の腰の捻挫をかばっていつも左足で体を支えているなんていうアンバランスな体の使い方を続けていると、筋肉は異常緊張状態になって、休んでいるときにも力が抜けなくなって、やがて、頑固に固まってしまうんです。そうなると神経を圧迫し始めます。徐々にその影響が症状に現れてきて「何か左足がこのごろ重く感じるなー」から「何か変な感覚が……」ときて「ウー。しびれてきたー」となって、神経痛の完成です。この場合は症状は坐骨神経痛と似ていますが、正確には**「梨状筋症候群」**と言います。だいたい、おしりから、膝の上ぐらいまでのシビレが出てきます。右の腰をかばっているために腰骨が左に傾いているので、レントゲン上では「アー。腰が曲がっているよ。これじゃあ神経の穴がつぶされているからシビレるよ」です。でもその程度の曲がり具合で神経が傷害されてしまうんであれば、日常生活の中で普通に腰を使っているだけで、シビレを感じなくてはならないでしょう。それら神経の穴に対して神経の占める割合は首で9割、腰ではだいたい1／3です。腰にはだいぶ余裕がありますね。神経の穴が狭くなってシビレが起きるとすると、かなり穴をつぶさなくてはなりません。そんな人はまれです。首でさえなかなかそうはならないのに、腰なんかもっと可能性が低いのです。レントゲンでは診断できないのがこの病気なんです。そして、この筋肉の緊張は血液の循環も悪くしてしまいます。なにせ筋肉の緊張は血管も締め付けてしまうからです。

③は要するに局所の循環の障害で起きるシビレなんです。正座の後のシビレに似ています。筋肉の緊張によってその中の血管や、その周りの血管が締め付けられて循環障害が起きてしまうんです。そうなると体の先のほうにシビレ症状が現れ易くなります。ここから、むくみなんかも出てきます。むくみも循環障害です。腎臓などの循環器系が正常だったとしても、緊張した筋肉があるとそこから先の体液は滞ってしまいます。足なら余計に、重力によって体液が下に引っ張られてしまい、むくみが出てきます。これを解消するには……。後でのお楽しみ。今はシビレについて掘り下げてみましょう。この他にも重要な循環

障害を引き起こすものがあります。自律神経の異常です。

「冷えとシビレと自律神経と」

自律神経は「体の見張り役」と言いましたが、血液の流れも調節しているんです。血液は体の中をまんべんなく流れているのではなく、そのときそのときで必要な所に重点的に流れるようになっているんです。運動しているときには筋肉に（交感神経）、食事をしているときにはおなかの消化器官に（副交感神経）、という風に、その時々に合わせて血流を調節するんです。でもこれが狂ってしまう事があります。交感神経が異常に興奮してしまうんです。そうなるとおなかに血が行きづらくなり、消化が悪くなってしまいます。それから、夜休むときにも血が頭に上っているので、酸素や栄養が頭に集中してしまい、冴えてしまって眠れません。そして交感神経の働きで、副交感神経の働きが抑えられてしまうために、皮膚に血がいきづらくなって、筋肉に集中してしまうのです。そうすると筋肉の無い指先などは血が通いづらくなってしまいます。冷えるんです。そして一緒にシビレです。

シビレの治療はだいたい「痛み」の治療と同じです。大事な事はストレスを抜いてやる事です。特にシビレを訴えてくる患者さんは結構神経質な人が多いようです。日常生活で精神的にも肉体的にも負担を強いられていて、その事をうまく人に話したり、外で発散できない人が多いようです。「自分さえ我慢すれば……」の人に多いのです。思い当たる人は少しずつ周りの人に何でも話し、つらい事を分かってもらいましょう。つらい事をつらいと言う事に引け目なんかを感じてはいけません。それがあなたを余計につらく、暗くしているんです。明るく行きましょう！　今、はやりの「**ポジティブ主義**」です。……そういえば皆さんよく聞く「**坐骨神経痛**」。足がシビレて病院に行くとほとんどこの診断名が下されてしまいます。でも……。足だってどこもかしこも坐骨神経が支配しているわけではないんです。

それなのに、いつもシビレは坐骨神経のせいにされてしまいます。坐骨神経は主に太ももの裏側・ふくらはぎ・脛《すね》の外側・足首から下を支配していて、もっと細かく言えば、坐骨神経は腰からつま先まで全部坐骨神経と言われているわけではなく、途中で脛骨《けいこつ》神経・総腓骨《そうひこつ》神経に分かれ、さらに総腓骨神経は浅腓骨《せんひこつ》神経と深腓骨《しんひこつ》神経とに分かれるんです。それぞれの神経によって支配している筋肉も違うし、知覚している場所も違うんです。だから足がシビレているからと言って簡単に「坐骨神経痛だね」なんてとても言えないはずなんです。また患者さんの中にはレントゲン信者の方もいますが、シビレはレントゲンには写りません。本当はシビレの診察には問診と触診が非常に重要な意味を持っていて、その補足的な意味で、レントゲンなんです。それなのにお医者さんは触診してくれますか？

足の神経支配

シビレる場所	神経	脊髄レヴェル	圧迫されやすい場所
太もも裏面、ふくらはぎ、足底、脛外側面	坐骨神経	Ｌ4～Ｓ3	梨状筋肉
太もも前面	大腿神経	Ｌ2～Ｌ4	腸腰筋肉
太もも外側面	外側大腿皮神経	Ｌ2～Ｌ3	上前腸骨棘とソケイ靭帯の間
太もも内側面	閉鎖神経	Ｌ2～Ｌ4	腸腰筋肉
膝内側から脛内側	伏在神経（大腿神経の枝）	Ｌ2～Ｌ4	内転筋と大腿四頭筋の間

手による検査をしてくれますか？　今の医療体制では「忙しくてそれどころではない」はずです。でもそれが本当に**「医療」**の目指している姿なのでしょうか？　あなたに対して真剣な医療でしょうか？　確かに病院だって「企業」です。よって利潤を出さなくてはいけないのですが、その方法があまりにも幼くないでしょうか？　本当は「品質を抑えて薄利多売」（表面的にはこのように映りますが、実は保険請求で患者さんに見えないところで利益をあげているのです。だから本当は、「品質を抑えてさらに厚利多売」、つまりぼろ儲け！）であってはならない業種なのではないでしょうか？　システムで儲けずに、**「実力」**で利益を上げましょうよ。

……と話がだいぶ横道にそれてしまいましたが、シビレの症状がひどいときにはブロック注射や座薬または手術なども選択肢に入れなくてはいけませんが、そうでない場合（ほとんどの患者さん）は手による治療で十分回復するんです。薬や手術よりもはるかに効率がいい場合もありますし、後遺症も残りません。確かに完治（一時的な症状の消失ではなく、再発を予防できるまでに回復した状態）までには時間はかかるかもしれませんが（筋力のバランスを整えるのに、最低でも3ヶ月かかります）、場当たり的な対症療法ではないので、努力する価値は十分にあります。患者さんも手による治療に偏見をもたずにその力の恩恵を受け取ってください。

☆ここでちょっと休憩小話1　～ダイエット～

みんな大好き（？）「**ダイエット**」のお話。みなさんよくダイエットしてますねー。「わたしには必要ないわ。もともとナイスバディーだから（微笑）」という人や、「ふっ……。人間あきらめが肝心よ（涙）」という人は飛ばしてください。ここではどうして太ってしまうのかを、ストレスと体の関係からお話したいと思います。何回となく出てきている自律神経の働きも一歩間違えると肥満の原因になってしまうんです。体がストレスを受けると自律神経によって排除しようとしますが、そのときに出るホルモンが体にお肉をつけてしまうわけです。しかも落ちづらい奴です。

「やけ食いの代償」

ストレスを受けたときの自律神経の反応の仕方は覚えていますか？　まず交感神経が働いて体を「**戦闘状態**」にします。心臓バクバク、顔は青くなって、イライラモードです。このとき一緒に「**アドレナリンとノルアドレナリン**」と言うホルモンが副腎髄質から出てきます。副腎とはこの髄質の周りを副腎皮質が包んでいて、腎臓の上にちょこんと乗っかっています。そしてこの髄質は交感神経が元になってできているために、交感神経が緊張すると目を覚ますわけです。そしてアドレナリンとノルアドレナリンを出して、全身の血管を収縮させたり（ノルアドレナリン）、心臓バクバク（アドレナリン）を起こして血圧を

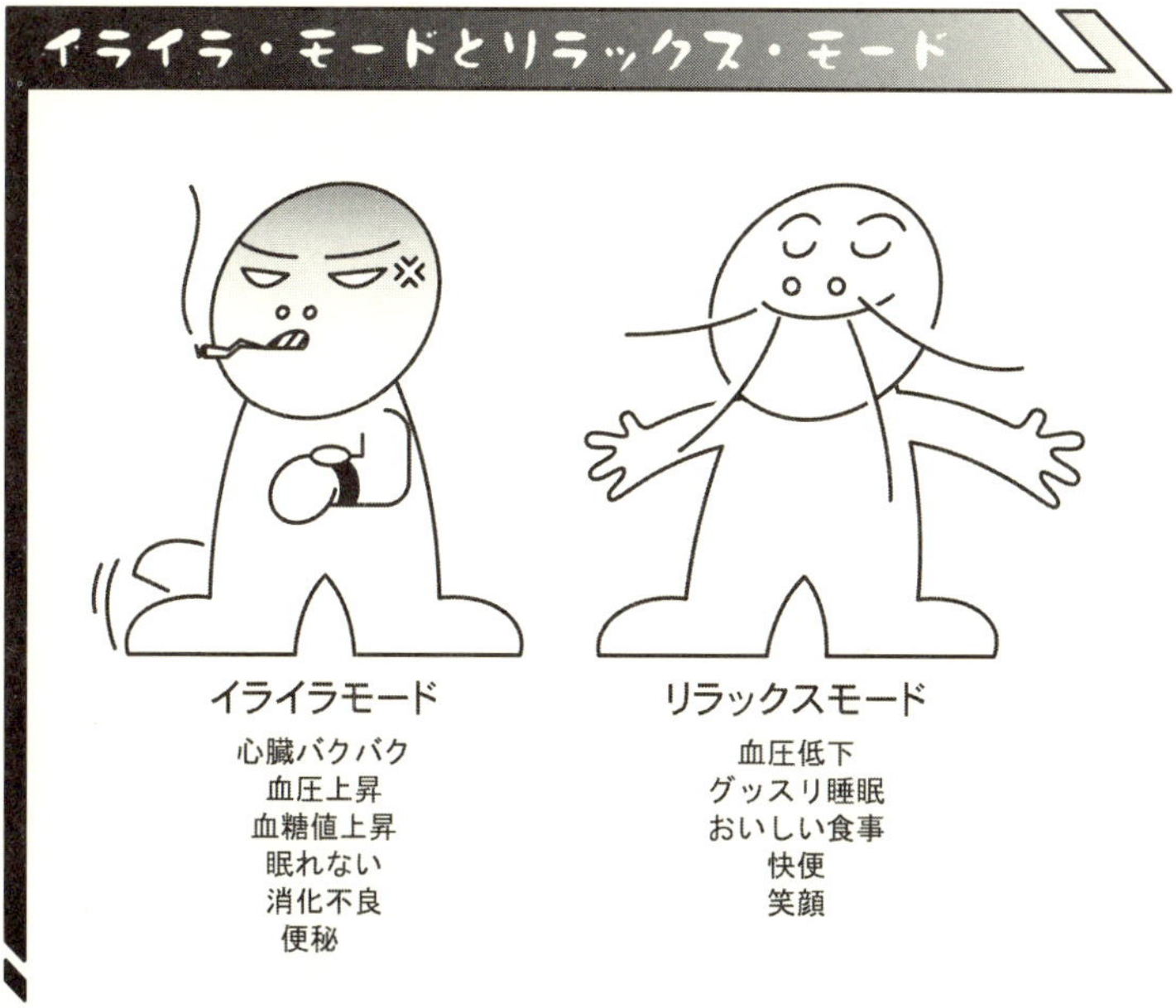
イライラ・モードとリラックス・モード
イライラモード
心臓バクバク
血圧上昇
血糖値上昇
眠れない
消化不良
便秘
リラックスモード
血圧低下
グッスリ睡眠
おいしい食事
快便
笑顔

上げます。そして筋肉の血管を広げ血液を集中させ（アドレナリン）、血糖値を上げて（アドレナリン）蓄積されたエネルギーを放出して、体を活動的にするんです。でもこの副腎髄質ホルモンが働くためには、副腎皮質ホルモンの一つ、**「糖質コルチコイド」**が作用しなくてはなりません。このホルモンは抗ストレスホルモンと言われていて、その名の通り、ストレスに対抗するホルモンなんです。このホルモンには、抗炎症作用や、免疫抑制作用などがあります。その上たんぱく質から糖を作り出す作用があって、特に、四肢の筋肉を分解し、糖に変えてしまいます（糖新生）。

体には、いつもお互いに相反する作用を持つ機能が備わっています。

肘の動き一つとってみてもそうです。肘を伸ばす筋肉があれば、曲げる筋肉があります。でも、伸ばす筋肉しかなかったらどうでしょう。筋肉は「縮む」事しかしないので、肘は伸びる事しかできません。だから肘を曲げるときには別の筋肉が必要なんです。そうしないと肘はうまく機能しません。そして肘を伸ばしたり曲げたりするときにもお互いがお互いを制限しているからこそ「ちょうどいい」力加減ができるんです。自律神経だって例外ではありません。交感神経の反対の作用をしている神経は副交感神経です。副交感神経が交感神経の暴走を抑えるんです。その副交感神経の働きは何でしょうか？　「休憩・リラックスモード」でしたよね？

おなかがすいて、何か食べたくなるんです。運動するよりは休みたいんです。交感神経が緊張するときには副交感神経も緊張しています。だから交感神経の働きで、血糖値が上がっていれば、副交感神経はすい臓に命令して、**「インスリン」**を出してその糖を、体幹つまり体の真ん中に脂肪という形で蓄積してしまいます。ついてほしくない、顎の下や、わきの下、おなかにお肉をつけるんです。**「肥満」**体型のでき上がりです。

交感神経が血糖値を上げてしまっても、副交感神経が、それを吸収しようと努力してしまうから、血糖値が下がる。だからおなかがすいてしまうので食べたくなる。するとまた血糖値が上がってくるからインスリンが出る。この悪循環が、間食を多くして、しかも全部身になってしまう。しかもストレスでよく眠れないから疲れが取れない。そうすると運動なんてする気もおきません。エネルギーは溜まる一方でそれは消費されない。つまり太るわけです。

「エー！　どうしよう。そのまんまだわ」

と言う人は今すぐストレスの原因とおさらばしましょう……。とはなかなかいきませんよね。ストレスの元が仕事だったり、人間関係だったり。それを取り除くのは、容易ではありません。それにただストレスを解消すれば痩せてくるわけでもありません。自律神経と体の体性神経がつながっている事は前にお話した通りです。自律神経の異常は筋肉に伝えられ、体をゆがめます。そうするとそのゆがみがまた自律神経を緊張させて、それがまた……。という風に悪循環を引き起こしてしまいます。こうなってしまってはいくらストレスの元から逃れてもダメです。体は記憶しているのです。ストレスを、ゆがみとして。この記憶を消さない限りあなたのダイエットは成功しません。いくら「効く」と言われている方法を試したってダメです。これでダイエットのために手による治療が有効である事がお分かりいただけたと思いますが、今言ったように「ストレスぶとり」の方に限ります。ただの「ぐうたらな人」には効果「ゼロ」なのであしからず。

「太極拳の極意」

ダイエットでよく言われる「運動しなさい」はどうしてかと言うと、なんとなくは分かっていると思いますが、例えば、汗をかいて新陳代謝をあげるとか、脂肪を燃焼させるとかですよね。それも間違ってはいませんが、肝心な事は「基礎代謝能力を上げる」という事なんです。つまり、何にもしないでいるときにどれだけエネルギーを消費しているかと言う事が、基礎代謝能力なんです。人間は何にもしなくても、ただ生きているだけでエネルギーを使っています。この状態のときに消費しているエネルギー量を増やすんです。そうすると今度は運動したり、仕事をしたときのエネルギーの使い方に違いが出てくるんです。当然基礎代謝能力の高い人ほどエネルギー消費量は大きいのです。という事は、人よりも食べたものがお肉になりにくいんです。太りづらいんです。ではどうして運動する事で基礎代謝能力が上がってくるんでしょうか？　それは基礎代謝能力は**「筋肉の量に比例」**するからです。筋肉がついている人はついていない人に比べて、同じ事をやってもその動きに使われる筋肉の量が多いんです。つまり多くのエネルギーを使うんです。だからダイエットの基本は「運動しなさい」なんです。ではここで問題です。どんな運動がいいのでしょうか？　ジョギング？　水泳？　ウォーキング？　確かに効果はあります。気持ちよくやればストレスの解消にもなります。でもダイエットという事に的を絞ってみると、ちょっと弱いかな。要はいかに「筋肉を使ってエネルギーを消費して、さらに筋肉の量をアップさせるか」という事なのです。では、筋肉を一番使う方法とは何でしょう。答えは

「ゆっくりとした動きや、ジーッとした動きを続ける事」

イメージは**「太極拳」**です。あなた今、馬鹿にしました？　太極拳を。別に僕は太極拳協会の回し者ではありませんが、馬鹿にするんならちょっとやってみてください。ただ膝を伸ばしたまま足をゆっくりと前に持ち上げてみてください。膝を曲げてはいけませんよ。

そのまま何秒立っていられますか？　すぐに倒れてしまう人がほとんどじゃないですか？　また足が何秒も経たないうちに下りてしまうでしょう。ももの限界を感じていかに自分が情けないかを認識してしまうでしょう。これなんです。一番筋肉を使う運動というのは。

太極拳は全身をまんべんなく使い、しかも体の柔軟性も要求されるんです。痩せないわけがないでしょう。後はあなたの意志の問題です。まあ太極拳をやらなくても、関節を固定したまま、力を入れたり抜いたりする、アイソメトリック運動をいろいろ応用してみるといいと思います。

第4幕：歩く事こそ最大の機能　～膝の働き～

治療していて、患者の皆さんが何か勘違いしている事のひとつに、**「膝の働き」**が挙げられます。膝の働きとは何でしょうか？　足の関節なんだから、まず「歩く事」でしょう！　でもどうしてか知りませんが、特におばあちゃんに多いのは、膝が故障して不便な事のNO1にあげる事は、**「正座ができない」**、これです。そんな事どうでもいいじゃん！　正座ができなければ、いすに座ればいい事でしょ！

でも、歩けなかったらどうしますか？　必ず誰かの世話にならなきゃなんないでしょう？　いつも口では「年取っても人様の迷惑にだけはなりたくないね〜」なんていっているくせに、何が一番迷惑なのかわかっていない！　周りに一番迷惑かけるのは、**「歩けなくなる事」**、これです。別に正座ができなくたって周りは何にも迷惑しません。本人がいつもイスを担いで歩いていればいいだけですから。でも歩けなくなってしまったらさあ大変！　トイレに行くにも「誰かー」です。年を取ればトイレは近くなります。夜中だっておかまい無しです。おなかがすいても「誰かー」です。周りの人はいちいち手を引いて食卓につかせるよりも、食事をベッドまで持っていったほうがめんどうがないので、ただでさえ運動量が少ない年寄りをさらに不精にしてしまいます。でもそれは年寄りにとっては「ありがとうよ」なのです。それを無理にでも起こして歩かせようとすれば、「この、鬼嫁が！」です。でもほんとうにやさしいのはどっちでしょうか。まあほんとうにいじめるつもりの人は別として、寝たきりなんてもってのほかです！　以前ある学校で先生が「年よりは寝たきりにしてはいかん！　リハビリは歩けるようになるか、患者が死ぬかどちらかのつもりでやれ！」なんて過激な事を言っていましたが、まったくそのとおり！　そうでなければ、**「寝たきり・痴呆・さようなら」**の一直線。しかも急降下です。こうなる前に手を打たなくてはいけません。本人はもちろんの事、周りの家族にとっても死活問題なんです。たかが「膝の痛み」でもこう考えると怖いでしょう。歩く事がいかに大切であるか、分かっていただいた所で本題に入ります。

「膝の防御システム」

「何のこっちゃ」でしょうか。ここからは膝の関節を守っているシステムについてお話しましょう。ひざはいつもいろんな負担に耐えています。歩く事、走る事、飛んだりはねたり……。人間は膝のおかげで生かされているようなもの、とまで言うのは大げさかもしれませんが、非常に大事な所なんです（人のパーツで大事でない所はありませんけどね）。

「膝にはクッションがあって、それが衝撃を吸収しているんだよー」なんて聞いた事ありませんか？　そうなんです。膝には半月板というクッションがあって……。なんてそんな簡単なものじゃないんです。膝の衝撃吸収機能は、膝を支えている筋肉と関節を包んでいる袋の中にある滑液《かつえき》という関節をスムーズに動かすための油が、維持しているんです。みなさん油圧シリンダーをご存知でしょうか？　車などで衝撃を吸収している注射器みたいな奴です。中に油が入っていて、衝撃を殺す機能があります。それと同じものが膝に備わっているんです。つまり筋肉がシリンダー容器になるんです。膝の筋肉は立っていたり、歩いていたりするときに「ギュッ」と緊張します。そのたびに膝を包んでいる関節包という袋が締め付けられて、中に入っている油に圧力をかけます。その力が直接、軟骨や半月板にかかる負担を軽くしているんです。では、そのシリンダーに穴があいてしまったらどうでしょう。そこから圧力が逃げてしまって、油圧の役割をしません。つまり、筋肉の機能異常が膝にとっては致命的なんです。膝の防御システムのおかげで、膝は擦り減りを防止でき、つまり変形が防げるのですから。

ちょっと話がそれますが、膝の中はとてもすべりがいいんです。例えば人工の関節に比べると、100倍も優秀なんです。そのすべりを保障したり、膝の軟骨をメンテナンスしたりしているのが、関節の油なんです。関節の軟骨には血液は通っていません。血が通っていないという事は、新陳代謝ができないという事です。軟骨はすぐに「ぼろぼろ」になってしまいます。これでは困るので、やっぱり新陳代謝しなくてはなりません。でも血が通っていない……。ここで活躍するのも関節油です。これは滑膜《かつまく》という血液が豊富に流れ

膝の変形の原因

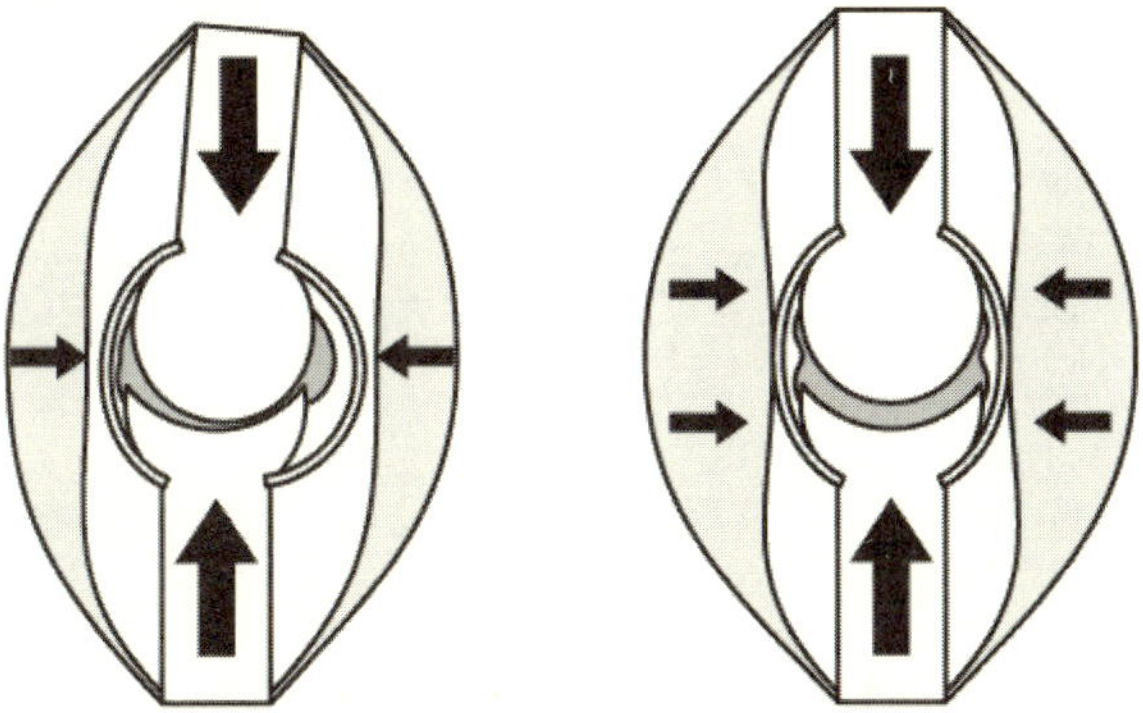

筋肉による補強がされていない膝
↓
軟骨がこすれて変形

筋肉による補強のある膝
↓
筋力が膝を守る

ているところから染み出ていて、軟骨に必要な栄養がいっぱい詰まっているんです。だから軟骨はいつも元気。……ちょっと待って！　でも栄養があるだけではダメなんです。ちゃんとその栄養が軟骨に吸収されなくてはダメなんです。ただ軟骨の表面を潤しているだけじゃダメなんです。では、どうすればいいんでしょうか？

「**しっかり体重をかけなきゃダメ**」なんです。軟骨はちょうどスポンジを「ギュッ」とつぶして水を吸収させるときと同じ要領で関節油を吸収します。そしてこの「ギュッ」のときに老廃物を出しているのです。だから歩かなくてはなりません。膝を痛めてしまったら、まず安静にしなくてはいけませんが、あんまり大事にしすぎてはいけません。あんまり大事にすると、軟骨の新陳代謝ができないので、かえって状態を悪化させてしまいます。ぼろぼろになって、皆さんがよく心配するように「**変形**」してしまうんです。

「魔法の道具・包帯」

筋力の低下は膝にかなりマイナスに働きます。この油圧機能がうまく機能しなくなってしまうと、膝にかかってくる負担を、軟骨や半月板が、直接引き受けなくてはならなくなります。この状態でもまだ膝に無理を強いていると当然軟骨はすり減り、ぼろぼろになって変形してしまいます。この膝を維持している筋肉とは、①大腿四頭筋《だいたいしとうきん》 ②ハムストリング ③大腿筋膜張筋《だいたいきんまくちょうきん》 ④腓腹筋《ひふくきん》 ⑤膝裏の筋肉です。膝はこれらの筋肉に支えられているからこそ、その機能を維持できるのです。だからこの筋肉のどこが異常を起こしても、膝に悪い影響を及ぼします。よく言われるように、ももの前にある①だけを鍛えればいいというわけではないんです。ほんとうは弱くなりやすいのは、ももの裏にある②なんです。

ももの裏の筋肉が衰えるとその長さが縮んでしまい、膝が伸びなくなってしまいます。おばあちゃんの膝は曲がっているでしょう？　あれは変形もその原因ですが、この②の筋肉の短縮が大きく作用しているんです。膝を曲げる筋肉が縮めば、膝は伸びなくなってしまいます。という事は、こういうおばあちゃんに一生懸命、膝を伸ばす運動を教えたってだめなんです。無駄です。まずは曲げる筋肉を鍛えて、膝が伸びるようになってから伸ばす筋肉をつけてやるほうが効率よく膝の機能回復が望めるのです。

「軟骨のために歩けって言ってたけど筋肉がやられちゃってたらダメジャン」

そうなんです。筋肉がいかれてしまうと膝の防御システムが働かないので、軟骨に負担がかかります。でも歩かないとさっき言ったように軟骨の新陳代謝が……。そこで登場するのが**「包帯」**です。要は膝の油圧機能が働けばいい訳ですから、包帯を巻いてその代わりをさせればいいのです。その人によってまちまちですが、しっかりと膝を中心に上、下20センチぐらい巻いておくとよくサポートしてくれます。「じゃあサポーターでもいいの

おばーちゃんスタイル

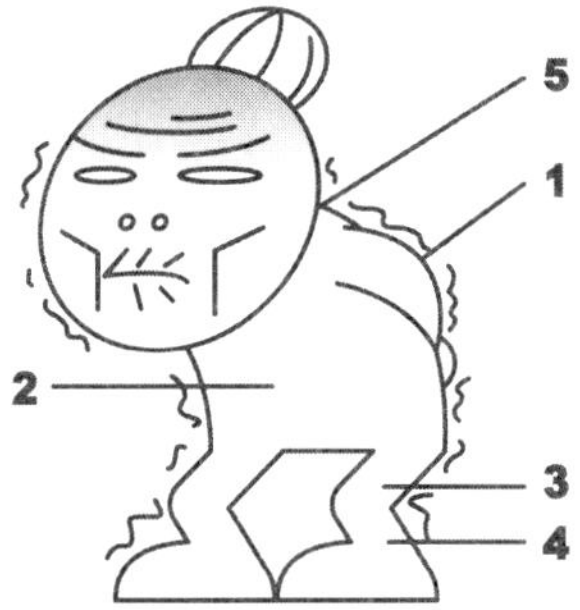

姿勢の悪さが招く5つの弊害

1： 背筋力の低下による腰から骨盤にかけての丸み（坐骨神経痛）
2： 腹筋力の低下による潰れたおなか（内臓活力の低下・声に力が無くなる）
3：1 のためにももの後ろの筋力が低下し、縮むため膝が伸びなくなる
（膝防御機構の低下による変形）
4： ふくらはぎが使われなくなるので血圧の上昇・足の冷え・むくみが起こる
5： 背中が丸いために首を起こさなくてはならないため、首の筋肉が緊張する
（頭の血流が妨げられるため、視力・聴力・記憶力などの低下）

か」それはダメです。サポーターとは、最初の内はきつくしまっていますが、だんだんゆるくなってきますし、第一、膝の形は人それぞれです。ぴったりとしていなければ効果がないんです。包帯のほうがいろいろ応用が利くのでベターなんです。巻き方は専門の先生に聞いてください。簡単なので、誰でも快く教えてくれると思います。うまく決まれば膝の痛みはずいぶん軽くなる事でしょう。

「そこだけ治療の限界」

膝を支えている筋肉のうち特に①と②は膝のみならず、骨盤にも影響を与えます。これらの筋肉は骨盤から出ています。①は骨盤の前側を、②は骨盤の後ろ側をその出発点としています。だから例えば①の筋肉が障害を受けて縮んでしまったら、骨盤は前に傾いてしまいます。逆に②の筋肉が障害を受けて縮んでしまったら、骨盤は後ろに傾いてしまいます。その極端な例が、「おばあちゃんスタイル」です。膝が曲がり、腰が丸くなるあれです。全部がこのせいではありませんが、一つの要因ではあります。人間は歩くとき、その体重を骨盤で受けて重心を微妙に調節しながら歩いているのですが、そのときに重要な働きを果たすのが、骨盤についている、おしりの筋肉と足の筋肉なんです。もし足の筋肉に異常があって、膝を痛めてしまうと、その影響は骨盤に達し、歩くときにうまく重心がとれずに、徐々に筋肉のバランスを崩してしまいます。このアンバランスが第2幕でお話した腰

下肢の病気の悪循環

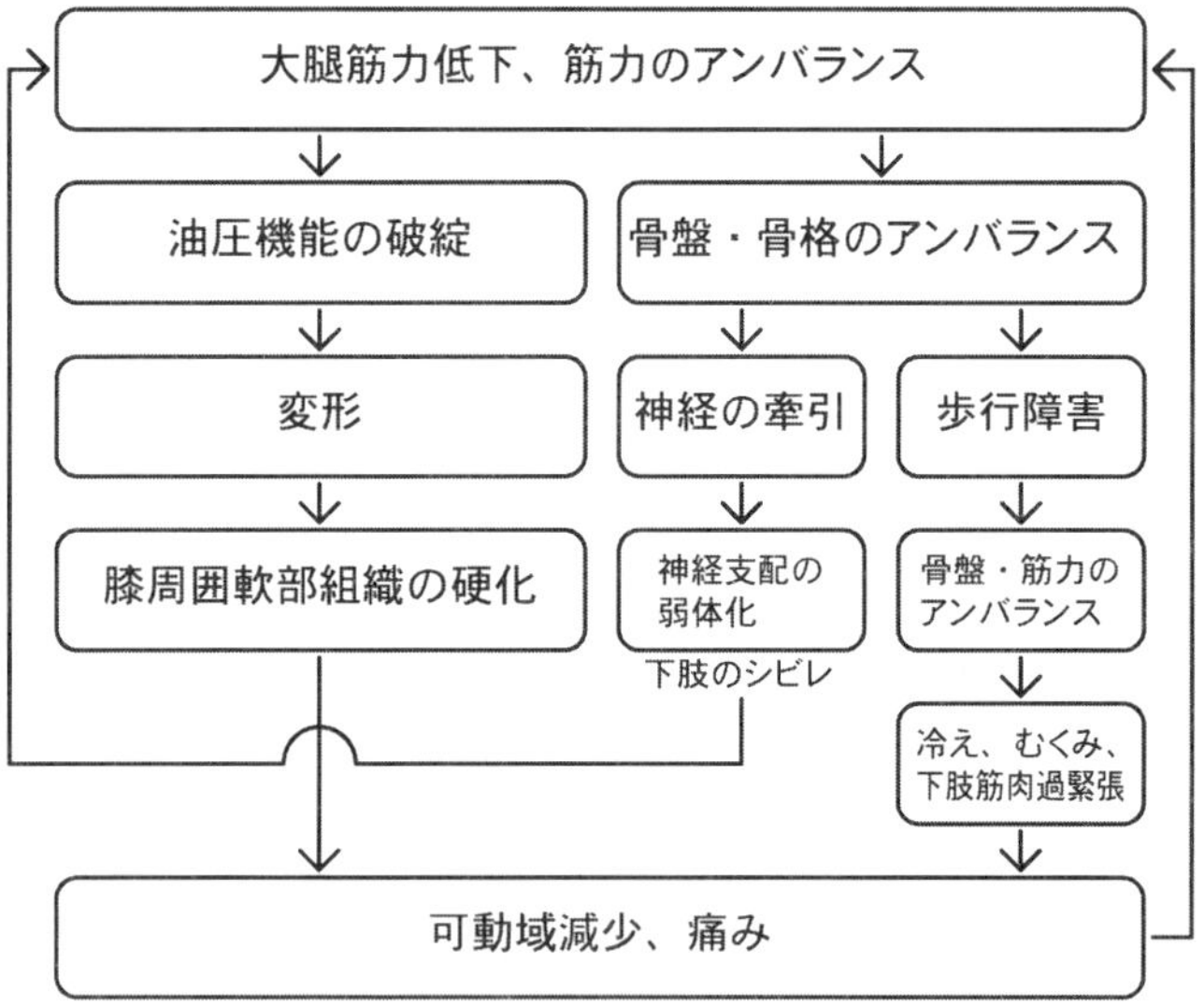
大腿筋力低下、筋力のアンバランス
油圧機能の破綻
骨盤・骨格のアンバランス
変形
神経の牽引
歩行障害
膝周囲軟部組織の硬化
神経支配の弱体化
下肢のシビレ
骨盤・筋力のアンバランス
冷え、むくみ、下肢筋肉過緊張
可動域減少、痛み

の水平器をゆがめてしまうと、**「ギックリ腰」**になってしまいます。また長く膝をかばっているると筋肉が異常な緊張状態を起こし、そこが神経を圧迫してしまって痛くないほうの足に「シビレ」を起こしてしまう事もあるんです。逆もいえるわけで、腰の異常が膝に与える影響は相当なものだという事です。もし、腰や骨盤の筋肉にアンバランスがあると、それが骨盤のゆがみを起こし、神経を牽引してしまう原因となり、それが、足の筋肉のアンバランスを生み出し、膝に影響してくるんです。それにもかかわらず病院のほとんどが、膝なら膝を、腰なら腰だけしか診ないんです。

病院は注射が打てますし、薬が出せます。痛みを抑える事なんか朝飯前です。でもその事が、時に**「病気の本質」**を見失わせてしまうのです。患者さんも繰り返される症状の出現に疑問を持ちながらも（というか、あまりにも日常的になりすぎて疑問すら感じなくなってしまっている）、注射・薬というその場しのぎの治療で我慢しているのが今の現状なんです。例えば僕がある患者さんの膝の障害を治療していて、その原因が腰にあると感じて当然のごとく腰の治療をしようものなら、「腰じゃないの。膝よ。私は膝が悪いんだから」といって治療を拒否する人がほとんどです。「またこれだよ……」と思いながらも腰と膝の関係を簡単に説明して納得してもらうんです。腰を治療しながら膝の治療をするのと膝だけを治療するのとではほんとうに治癒のスピードに差が出てしまいます。中には頑固に拒否する人もいますが、顔は笑顔で心で「**ご勝手に**」とつぶやいて言う通りにしますが、今まで何年も同じ治療を受けていていっこうに変わらない事をなんら疑問に思わず、「ちっとも良くなんないねー」と言っているんです。なんと言うか、「**病院にとってはなくてはならない金づるだな**」と思ってしまう次第です。病院にきている常連さんは自分の病気は治らないと信じて疑わないらしく、下手に本気で治療しようものなら逆に怒られてしまいます。病院に何しに来てんだか！　病院側も「それはそれでうまく付き合っていけばいいんだよ。来てくれなけりゃ、金になんないからねー」です。

「**所詮病院もビジネスなんだな**」と思ったものです。まぁ患者さんにしても病院にしても、それが良いとか悪いとかではなくて、僕としてはみすみす「**健康という財産**」を見逃して、かわいそうにと思ってしまうんです。

「本当に効くの？　何たら軟骨」

よくテレビや広告などで宣伝している、膝の軟骨の変形を防ぐだの、軟骨を増やすだの言って、売り出している栄養剤だかなんだか。いかにも宣伝では効いているかのように言っていますが、（「痛い！」って言っていたおばちゃんが、いきなり笑顔で立ち上がる奴）本当でしょうか？　「ちょっとウソくせーな」と思っているのは僕だけでしょうか？　要するに膝の痛みを軟骨がすり減る事による変形のせいにしたいわけでしょうが、シロートはだまされてもプロはだまされません。だって、関節の中の骨や軟骨には痛みを感じる神経なんか通っていないんです。

だからいくら変形しようが、その骨や軟骨は痛くも痒くもないんです。もうこの時点で、変形が「痛い！」の原因はウソ。でも膝が痛いのは紛れもない事実です。ではどこが痛いと感じるのでしょうか？　それは膝についている**「柔らかい組織」**です。膝はただ骨だけでできているわけではありません。関節を構成している骨の周りを、滑膜が、関節包が、靭帯《じんたい》が、脂肪が、筋肉が包んでいるんです。これらが軟骨のすり減りや、それまで人として生きてきた歴史によってねじられたり、ゆがめられたり、固くなったりして十分に働けなくなったおかげで、痛みを感じるんです。この膝周囲の柔らかい組織には、たくさんの神経が通っていますから。特に筋肉はその付着している所で膝に痛みを起こします。さっき挙げたような膝を守っている筋肉です。これらの筋肉が弱り、縮んでしまうと、骨の筋肉がついている所が引っ張られてしまって、炎症を起こして膝に痛みを感じさせるんです。そして筋肉が異常状態という事は、膝関節を守っている防御機能が低下しているという事です（さっきお話しましたね）。という事は、いくら「何たら軟骨」や「何たら栄養剤」を飲んだとしても、膝は常にすり減るようになってしまっている状態なのだから意味がないと思いませんか？

たとえ１００％それが効いたとしても、そのそばからすり減ってしまうんです。という事は、まずは「すり減らないようにする事」が第一じゃないんでしょうか？　つまり**「膝の防御システム」**の正常化です。膝の組織をもう一度柔軟にし、その周りを強力に筋肉で覆うんです。油圧シリンダーの復活です。

変形してようが関係ありません。

この機能さえしっかりしていれば、すり減りは防止できます。だから鍛えなくてはいけません。膝の痛みとおさらばしたかったらトレーニングです。お手軽に治る方法なんかぁりません。「でも、これを飲んで痛みが消えたわよ」という人もいるでしょう。広告にも「こんなにたくさんの人から感謝の声が！」と書いてありますが、全国にどれだけ膝の痛みに悩んでいる人がいるでしょうか？　その総人口の内の何パーセントの人が**「効いた」**と言っているのでしょうか？　はっきり言って「誤差」のうちです。そんなものにお金を使うんだったら（結構高い！）、病院に行って注射でもして貰ったほうがよっぽど「効く」でしょう。それに、「飲んで」効くわけでしょ？　という事は、血液の流れにその成分が乗って患部に到達しなくてはなりません。でもその患部は血液の流れが悪いから、油が出ないし、筋肉やその他の組織が固くなっているのに、そんな所に十分な量が届くんでしょうか？　それに血液は全身に通っているわけです。その成分は患部を見分けて「ここだー！」と効力を発揮するんでしょうか？　テレビの宣伝を見るたびになんとも不思議な気分にさせられます。こんな理由から僕は「何たら軟骨」や「何たら剤」は効かないんじゃないかと思う次第です。

「た、大変だー！　水が溜まった！」

皆さんが気にする事のひとつに「水」があります。水が気になると言っても水道水の汚染の事ではありません。膝に溜まる水の事です。この水、なんだか考えた事ありますか？なんだか分からないくせに、皆さん、水が溜まると「大変だー。大変だー」です。何が大変なんでしょうか？

「水が溜まると腫れて痛くなるから大変だ」、こんな答えがいつも返って来ます。でもちょっと待ってください。皆さん**「痛いのは水のせい」**と思っていますね？　「水は悪者」と思っていますね？

「違うんだなー。これが」

そもそも水は何で溜まるんでしょうか？　体はやたらと水なんか出しません。何か意味があるんです。それは、**「消火活動」**をしているんです。その意味する通り、火を消しているんです。体の中にある火とは？　**「炎症」**です。関節におこる炎症を鎮めるという重要な働きを担っているんです。悪者なんてとんでもない。実は正義の味方だったんです。皆さんはその正義の味方を毛嫌いしているんです。病院で「膝に水が溜まっているから痛いんだよ。すぐ抜いてしまおう」といわれて二つ返事で水を抜いてしまうんです。本当にそれでいいんですか？　あなたは自分の家が火事になっているときに、誰かがせっかく呼んでくれた消防車を追い返しているのと同じなんです。「誰もそんな事しねーよ」という事をあなたはしているんです。せっかくあなたの体が自分の力で解決しようとしている問題を、余計にこじらせてしまっているんです。

ではどこに炎症が起こるんでしょうか？　それは関節の柔らかい所です。さっきお話したように膝関節には防御システムがあります。これがうまく働かなくなると、関節包・滑膜・靭帯、筋肉などに無理が生じて、熱を持ってしまうんです。この熱を抑えるように、膝の周りから水を引っ張ってきて**「鎮火」**するんです。特に筋肉は、膝の内側に3つの大きな筋肉（半腱様筋・縫工筋・薄筋）がついている「鵞足《がそく》」という所が炎症を起こして、よく**「膝の内側が痛い」**と訴える人の一番の原因になっています。だからこの水を引かせるにはただ抜いてちゃダメなんです。水が溜まるから痛いんじゃなくて、痛くなるような原因があるから水が溜まるんです。

この炎症をおこしている原因を除去しなければ、いくら場当たり的に水を抜いたってダメです。また溜まってきます。「癖になる」という事はこういう事なんです。しっかりと原因を見つけ、治療し、再発を予防する努力を怠らない事が重要です。ただし何でもかんでも「ああ。水は抜いたらダメなんだ」と意地を張らないように。関節の袋にも水が溜まってもいいようにある程度の余裕がありますが、それを超えるほどの水が溜まってしまってはその事が「痛い」原因になるので迷わず抜きましょう。また特に炎症症状がなくても、滑膜の異常で膝の水(正確には滑液で、ここでお話した水とは違います)が溜まってきてしまう人もいるのでそういう人も抜いてしまったほうがよいでしょう。予防として大事な事は、いつもよく膝を使ってやるという事です。膝に限らず体は使わなければ必要のないものとして、機能が低下してきます。特に筋肉はすぐに落ちます。膝の防御システムをいつも正常に働かせるためにも、今の内に「歩く」習慣をつけましょう。

第5幕：歩こ〜。あ・る・こ〜。私は元気ー。

「足の裏」のお話

今まで「歩く」事についてちょこっとずつお話してきましたが、ここで大きく取り上げてみましょう。

歩く事がどうしてここまでうるさく取り上げられているのかといえば、歩くときに必ず使う、膝から下の部分、特に足の裏に重要な秘密があるからなんです。膝から下のこの部分はなんと、**「第2の心臓」**なんです。

「人の体に2つも心臓が……。うそつきが！」なんて言わないで下さい。心臓といってもあの胸にある心臓が足にもあるという意味ではなく、膝から足の裏までの部分が心臓を助けるような機能して、体の血液の循環をスムーズにしているという事なんです。心臓は全身に血液を送り届けていますが、それで心臓の力だけで全身に血液が循環しているわけではありません。まず立っているときには重力の力を借ります。心臓よりも低い所に効率よく血液が送れます。大きな動脈は自分で拍動する事で心臓を助けます。自律神経は体の活動状況に応じて、血液を効率よく各器官に分配します。ちょうど水門の調節のように。

「行きはよいよい、帰りは怖い」

血液は目的地について栄養と酸素を供給したら、今度は老廃物と二酸化炭素を体から追い出したり、食事によって吸収された栄養を運ばなくてはなりません。でもどうしましょう！　血液は自力では心臓に帰れません。「何言ってるんだ。心臓があればだいじょうぶだろう」とお思いでしょうが、心臓にそこまでの働きを要求するのはちょっと酷です。寝ているんなら話は別ですが、起きているときに、特に立っているときにそれを心臓がやろうとすれば、かなりの重労働です。心臓がいくつあってもたりません（かといって、2つもあったら余計に大変ですが）。だから、このときに心臓を助けてくれる強い味方がいるんです。それは「**静脈にある弁と筋肉**」です。

この2つが血液の循環を、つまり心臓を助けているんです。

「ミルキング・アクション」ってなーに

特に膝から足の裏にある筋肉と静脈は大事です。何せ重力に引かれてつま先まで行ってしまった血液を、重力に逆らって上に持ち上げているのですから。静脈にはそれ自身で拍動する事はできませんが、その代わり「**弁**」がついているんです。この弁が血液の流れを一方通行にしています。血液が心臓のほうにしか行かないようになっているんです。そして筋肉で静脈を絞り上げる事で、上に血液を運んでいるんです。まさに牛の乳絞りです。だからこの機能を「**ミルキング・アクション**」といいます。心臓を助ける働きをするので、この部分が第2の心臓といわれるんです。では、どうやったらこのミルキング・アクションが起きるんでしょうか？

「歩く」

これです。もうこれしかありません。でも歩くと言ってもただ「ちんたら」歩いていてはせっかくのミルキング・アクションも働きません。しっかりと「**つま先を上げて**」歩かなくてはいけません。そうしないと血液を絞る筋肉である「**ふくらはぎ**」が完全に使われないからです。つま先をしっかり上げる事で、まずふくらはぎを伸ばします。そしてかかとからついて、つま先で「**蹴って**」前に進むと、この「ふくらはぎ」が一番使われるんです。「歩くときの歩幅はどのくらい……」とよく聞かれますが、このように歩いていると自然と背筋が伸びて、歩幅は大きくなります。つまり、どのくらいという前に歩いてみる事です。そうすれば自分なりの歩幅が見つかる事でしょう。歩く事で血液の循環がよくなり、心臓の働きを助けるという事は、そうです。

「血圧を下げる」

この作用があるんです。体の循環が悪くても、血液を必要な所に必要なだけ送らなくてはなりません。という事は「ポンプの力を上げる」しかないのですが、そうすると、心臓に負担がかかり、血圧が上がってしまうんです。運動不足の人は筋肉が固いために血液の流れが鈍く、神経からの命令も伝わりにくいのでいざ動こうとして筋肉を始動させようとしてもなかなか筋肉が反応せず、しかも動くために酸素や栄養を要求してくるので、心臓が仕方なくポンプの力を上げてその要求にこたえようとします。つまり、**「血圧が上がる」**んです。だから、ふだんあんまり運動しない人は、ちょっとしようものなら心臓が急に**「バクバク」**するんです。すると「ああ、動悸が……」と言って運動を止めてしまいます。

エネルギーは毎日欠かさず入ってくるのですが、それに消費が追いついていかないので、体は仕方なく**「脂肪」**という形で溜め込みます。そしてこの脂肪の塊にも当然血液を通わせなくてはなりません。余計な血管が必要になってきます。という事はまたまた心臓はその分余計に仕事をしなくてはなりません。また、その脂肪が、コレステロールとして、血管に溜まってしまえば、動脈硬化を引き起こし、血管を詰まらせてしまいます。道なき道に血液を送り込まなくてはならず、心臓は必死です。「勘弁してくれよ……」という**心臓のつぶやき**が聞こえてきそうです。

「心臓が悪いから、血圧が上がるんじゃなく、血圧をあげなくてはならない状態だから、心臓に負担がかかって悪くなる」んです

心臓も筋肉でできています。筋肉は鍛えれば大きく太くなります。当然心臓に負担をか

けていれば心臓も大きくなります。**「心臓肥大」**です。「いいじゃん。強い心臓になるって事でしょ？」と大きな勘違いをしてはいけません。心臓は「心膜」という非常に強い、丈夫な膜に覆われているんです。この中に心臓の筋肉が入っているんです。つまり心臓は限られたスペースの中におさまっているんです。そんな中で心臓の筋肉が太くなってしまったらどうでしょうか？　心臓は心膜によって**「締め付けられて」**しまいます。すると心臓自身を養っている血管も締め付けられてしまい、心臓に血液が通いづらくなってしまいます。そして、**「狭心症や、心筋梗塞予備軍」**となるのです

あなたはそんな状態の心臓をつくってしまってるんです。体と気持ちは思いっきり堕落していても、心臓はその分必死に働いているんです。なんてかわいそうなんでしょう。怠惰な雇い主に出会ってしまったために、馬車馬のように働かされて、弱ってくると無理やり「薬」で気合を入れられ、それでもダメなら改造（バイパス工事）されてまで働かされるなんて！　そして挙句の果てに「俺の心臓は弱いから……」なんて陰口までたたかれて(涙)。そんなかわいそうな事はしないで下さい。あなたの心がけ次第でいくらでも心臓は長持ちします。なんと言っても**「死ぬまで使える」**んですから、いたわりの気持ちを持って、「歩いて」下さい。

注意：ここでお話している事は心臓になんら異常のない人を対象にしています。先天的に異常のある方や、狭心症、心筋梗塞のある人は、ちゃんと医師と相談してください。

体の循環のお話のついでに、心臓を助けるもう一つの大いなる力をお教えしましょう。

「腹式呼吸」

これは皆さんご存知かどうか。腹式だからって**「胃」**で息をするわけではないんですよ。息をするのはやっぱり**「肺」**です。そのかわり、肺に空気を入れる方法が違うんです。胸で息をするのとは。だからって別に特別な方法ではなく、男の人はいつも、だいたいこの腹式呼吸をしているんです。でも女の人はちょっと難しいかもしれません。女の人はいつもは**「胸式呼吸」**をしているんです。胸を膨らませての呼吸です。どうして男の人と女の人で呼吸の仕方が違うのかと言えば、体の構造が違うからです。女の人は骨盤の中に**「子宮や卵巣」**が入っています。とても大事な臓器ですね。だから回りを「脂肪」で覆って守っているんです。という事はそれだけ男の人よりもおなかに入っているものが多いという事です。胸式呼吸では主に肋骨が肺を「拡張」する事で空気を吸うのですが、腹式呼吸では主に**「横隔膜」**が「おなかに沈んで」息をしているんです。だから女の人だと男の人よりも邪魔をする要素が強いので、どうしても無意識では難しく、意識しないと腹式呼吸できないんです。

「これと、血液の流れとどう関係するの？」

実は横隔膜は胸とおなかを分けているために、心臓からの血管や、食道などは横隔膜を貫いておなかに行かなくてはいけません。それらの臓器はいつも横隔膜に「マッサージ」されているんです。静脈も例外ではありません。足やおなかから集まった血液は、「下大静脈」に集められます。そして横隔膜を貫いてやがて心臓に帰ります。このときに腹式呼吸によって横隔膜が上下に動くと、大静脈がしごかれるんです。という事は血の流れを促進しているという事なのです……。

とはいっても、それだけでは心臓の働きをサポートするにはたかが知れています。実は胸腔圧力（胸の中の圧力）と腹腔圧力（おなかの中の圧力）には差があるんです。胸腔のほうが腹腔よりも圧力が低いんです。特に息を吸い込んでいるときにはその差が大きくなります。その圧力の差が、静脈の血液を吸い上げるんです。まるで低気圧に空気が吸い込まれて風が起きるように。この「**マッサージと低気圧**」が心臓を助けるんです。だから「**おなかで大きく深呼吸**」なんです。

もう一つ、歩かないといけない理由をお話しましょう。特に女性の方の中には悩んでいる人が多いようです。

「足のむくみと外反母趾」

「アー。そうなんだよねー。足がむくむし、冷えるし、痛いし……」という方は歩きが弱いのに加えて歩き方がまずいんです。あなたの普段はいている履物を思い出してください。ハイヒール？　厚底サンダル？　女性はファッションの一環として「おしゃれな履物」を好みます。別に悪くはありませんが、その事が**「不自然な歩き方」**を作ってしまっているんです。自然な歩き方は先ほどお話したとおりです。「しっかりとつま先を上げて、かかとから」歩くんです。そしてつま先でしっかりと地面を蹴って歩くんです。もちろん姿勢は真っ直ぐ、目線も真っ直ぐです。だから不自然な歩き方とは、これ以外のものになります。ハイヒールを履いたまま、つま先を上げてかかとから歩けますか？　厚底サンダルでつま先で地面を蹴って歩けますか？

「だから何だっての？　別にいいのよ。おしゃれのためよ」

なるほど。一時の快楽のために将来を棒に振るんですね？　いいでしょう。それも一つの人生の選択肢ですから。でもこれからお話する事を頭の隅にでも置いといて下さい。将来あなたが膝や腰、肩などの痛みに悩まされたとき思い出せるように……。

人間が本来あるべき歩き方をしないとどうなるでしょうか？　一番まずい事は「**偏平足**」になる事です。間違えた歩きを続けていると、膝から下の筋肉がちゃんと使われないので、弱くなってその上縮みます。また足の裏にあって土踏まずを維持している筋肉が衰えてしまう事で、土踏まずの緊張がしっかりと維持できません。すると、足の裏に体重がかかっていないときには特に感じなくても、体重がかかると土踏まずが簡単に潰れてしまい、偏平足となってしまいます。偏平足になると何が悪いのでしょうか？　よく偏平足の人は「走るのが遅い」と言われていますが、あれは偏平足の単なるイメージではなく、実際に遅いんです。なぜでしょうか？　それは「**足の裏のバネ**」が利かないからなんです。かかとからついてつま先で蹴るときに親指に力が入るでしょう。そのときに足の裏の筋膜が巻き上げられて（ウインドラスの巻き上げ機構）、強く緊張してまるで張り詰めた弓の弦のようになり、地面への反発力を高めるんです。つまり「バネ」のように。このシステムが利かなくなるんです。偏平足の人は。だから「ペッタンペッタン」または「ドタドタ」走るから遅いんです。

つまり、偏平足で何が困るかと言えば、「**クッション（バネ）が利かなくなる**」事です。土踏まずは、人が歩くときに頭への衝撃を最小限にするための一番最初の防御システムなんです。土踏まずが、歩くときに地面との間に生まれるであろう衝撃を、吸収しているんです。その独特の**「アーチ構造」**で。このアーチ構造はかかとからつま先までにある骨がそれぞれ関節を作っている事でできているんです。こんな狭い所に足根骨7つ、中足骨5つの計12個の骨が入っているんです。関節が多いという事はそれだけ力が分散できるという事です。また、アーチ構造が歩くときの地面の状態に合わせて臨機応変に形を変える事で、スムーズに歩く事ができるのです。でもこれらの機能は、柔軟で強靭な靭帯や筋肉がなくては維持できないのです。

では、このアーチ構造が効果的に働いていない人はどうなるのでしょう。頭への衝撃を吸収するためのシステムだから、頭が悪くなる……。というのは頭の悪い考え方です。体には重力に逆らって体を支えている関節の全てに**「頭防御機能」**が備わっているので、偏平足になったからといってすぐに頭に影響が出る事はありませんが、その代わりに他のクッションに影響が出てしまいます。他のクッションとは足首・膝・股関節・骨盤・背骨です。偏平足になる事でより下の関節から影響を受ける事になります。

まず足首です。偏平足になると、歩いたときの衝撃が土踏まずのアーチで吸収できずに、直接足首にかかってきます。足首は脛骨と腓骨の2つの骨を靭帯ではなれないようにしてあるところに、距骨がはさまれてできているのですが、その二つのはさんでいる骨が、次第に衝撃に耐えられなくなってきて、徐々に緩んでしまうんです。そうすると、足首は正常でも結構余裕のある関節なのに、さらに広がってしまい、「ガバガバ」になってしまうんです。そうなると距骨はその中であっちこっちにぶつかってしまい、落ち着きがありません。そんな状態をさらにほうって置くと**「変形性足関節症」**になってしまうんです。歩くときに足首に要求される能力がちゃんと発揮できなくなるので、当然「痛い」のです。だから片足を引きずるようになります。意識・無意識を問わずに。すると引きずられたほうの足にはあまり体重がかかりません。そして足の筋肉の衰えが始まります。それが膝の防御システムを維持している筋肉に及んでしまうと、膝油圧機構が破壊されてしまい、**「変形性膝関節症」**に移行してしまいます。これも膝に要求される能力が十分発揮できなくなるので「痛い」のです。そうなると、股関節から骨盤にしっかりとした荷重がかからないので骨盤にある仙腸関節が緩んでしまい、もはや十分に体を支える事ができなくなってしまいます（非荷重症候群）。この状態でも十分腰が痛いでしょうが、体重がよく乗らないのにいきなり何か重いものを持ち上げるとかすると、「グキッ」となって、スイッチが切れたかのように、激痛と共に全活動が停止してしまうんです。そして腰の水平器がゆがむと、腰の神経が引っ張られてしまい、特に腰椎5番から出ている神経が引っ張られると、足先の筋肉を支配している神経が弱くなって、さらに偏平足を助長してしまうんです。

そんな事になるとは露知らず、ハイヒールを履いて歩き回るんです。外見をどんなに飾っても中身は「ぼろぼろ」です。さらに言えばハイヒールとはもともと外人さん用なんです。外人さんは膝が逆に曲がる人が多くて（皆さんの中にもひじを伸ばすと、反ってしまう人がいるでしょう。それの膝バージョンです）、そのままではあんまりかっこ良くないので、ハイヒールをはいて膝を真っ直ぐ綺麗に見せようというのが本当の狙いなんです。かかとを上げると体は前のめりになってしまいます。それを防ぐために膝を曲げるんです。外人さんはそれが膝を真っ直ぐに見せてくれますが、日本人はあんまり膝が反り返っている人はいないので、ハイヒールをはくと、膝が曲がってしまい、あまり履き慣れていない人はいちいち足元を気にしながら、何か変な歩き方をしています。

「なら慣れればいいでしょう」

まあそうなんですが、ハイヒールに慣れるという事はうまく膝を伸ばして格好よく歩けるようになるという事で、それは日本人にとってはかなり無理な事なんです。その無理を通すためにがんばってしまうのが、股関節と腰です。ハイヒールをはいたまま、不自然に「カクカク」歩いていると、体はその状態ではつらいので、形を変えます。適応するんです。どうしたら真っ直ぐに背筋を伸ばして膝を伸ばして歩く事ができるか考えるんです。そして、体は**「腰を反らす」**と言う結論にいたります。ハイヒールに慣れた人は見た目には

「格好良く」歩いていますね。お尻を突き出して、胸を張って、足はピンと伸ばして……。あなたもお尻を突き出して歩いてみてください。ハイヒールを履いたってうまく歩けますよ。でもどうですか？　だいたいの人は「きつい」でしょう？　それもそのはず。お尻を突き出すには腰の筋肉を緊張させなくてはなりません。反った姿勢を維持するのはかなりの重労働です。特に日本人はもともと体を丸くする筋肉の方が反り返る筋肉よりも強いんです。

西洋人は逆なんです。だから反った姿勢も別に苦にはならないんです。腰周りの筋肉が強い人ならそんな無理をしても腰が「ギブアップ」する事はないでしょうが、そういう人は少ないでしょう。そうすると腰の負担は関節と椎間板に集中してしまい、疲労を起こして、腰痛の原因になります。絶対です。間違いありません。とここまで言っとけばハイヒールをやめるなり、トレーニングするなり何か対策を練るでしょう。それをしないまま履き続けている人はしょうがない。病院や治療家の良い「金づる」になってください。最後には本当にかわいそうな結果になってしまうけれど……。

そして膝から下の筋肉が使われないために「ミルキング・アクション」が機能せず、「むくむ」んです。そして足の裏のアーチ構造が崩れたまま、細いハイヒールを履き続けると、歩くたびに足先がねじられて、ねじられたまま、つま先に体重がかかると、中足骨が開き、親指が外を向いて、**「外反母趾」**のでき上がりです。

これをほおっておけば、**「立ちくらみ」**が起きます。膝から下の筋肉は立ち上がるときに緊張して、自律神経を助けて血管をギュッと閉めます。そうする事で頭から血液が突然引いてしまうのを防ぎます。つまり立ちくらみを予防しているんです。立ちくらみをする女性はなんとなくイメージで、「か弱いなー」と思ってしまい、「やさしくしなくちゃ」なんて思ってしまいますが、実は外反母趾のためなんですよ。……騙されてはいけません。また**「静脈瘤」**も困ったモンです。立ち仕事の人に多いのですが、じっと立っているとこれまた血液の還りが弱いんです。そうすると足の静脈に血液がとどまっている時間が長くなります。そんな中、もともと血管の壁が弱い（ただでさえ、静脈の壁は動脈に比べて薄いんです）人などは、そのとどまっている血液のために弁の所が圧迫されてしまって、膨らんでしまうんです。その上正しい歩き方をしないんじゃ、まさに静脈瘤になれと言わんばかりです。

「そんな事している時間が……」

なんてよく聞きますが、そうなんですか？　本当にたかが1時間も時間が取れないんでしょうか？　そんなに忙しいんでしょうか？　体は正直です。運動しなければ間違いなくあなたを弱らせます。これを防ぐ「薬」は今の所ありません。自分でやるしかないんです。やらなければ全て自分のせいです。痛いのも自分だけです。痛がっていれば誰かが「ああ。働きすぎだよ」と慰めてくれますが、痛くなくなるわけではありません。そしてその人だって心の中で「馬鹿じゃないの……。働き詰めで、結局あれかい。嫌だねー」です。時間なんかいくらでも取れるはずです。仕事を言い訳にしないで、がんばりましょう。もし、「疲れちゃって……」と言うなら、いくらでも僕のような仕事人がお手伝いしますから。がんばりましょう！　自分のために、家族のために。

☆ここでちょっと休憩小話2　～エステティックの裏事情～

女性だけでなく今や男性諸君までターゲットにしてしまったエステ業界。「より美しく」を追求するビジネスですが、果たしてあなたの「エステティシャン」の実力はいかがなものでしょうか？　この商売は僕たちの仕事によく似ているんです。まず、エステティシャンになるには、ただ「今日から私はエステティシャンよ」と宣言すれば誰でもなれるという事。後は材料をそろえて、こぎれいな店舗を構えて、制服を着ればいいだけです。僕たちの仕事も一緒です。「今日から僕は整体師」と宣言して、機械をそろえて、店舗を構えて、制服を着ればいいんです。後は「笑顔」がそろえば立派なモンです。どこから見たって、先生です。そして世間話を巧みに操って人の心をつかみ、慰めてお金を取ればいいんです。どうです？　あなたも今日からやってみませんか？

「なめんなよ！　てめーら！」

そうゆう輩がこのごろけっこう増えているような気がしてなりません。エステならただの「バイト」にでき上がったマニュアルを覚えさせて（特にものを売りつける奴）、だれかれかまわず同じ事の繰り返し。人の体は十人十色。その人にあった事をしなくてはいけないのに、知識も経験もないからできるわけない。僕らの仕事も同じ。ちょっと本を読んだだけで浅い知識しかないのに、全てを知り尽くしたような顔をして人を治療（？）するんです。そんな事とは露知らず、皆さん「良くなったよ」とか「なんか綺麗になったみたい」といってそいつらを調子づけます。まあ、治療院に来る患者さんの7割の人は別に何もしなくても治る人だといわれていますし、残りの3割の人のうち、2割の人は何かすればよくなる人、つまり診察なんか正確でなくてもよくて、ただ、触ってやればいいという事です。でも残りの1割の人は正確な診察、治療、アフターケアが必要であるといわれていま す。100人の患者さんがいたとして、70人はなーんにもしなくてもよく、20人はちょっと手を加えてやればよく、残りの10人は無視しちゃっても別に「商売的」には問題ないんです。

エステでも同じ様なモンでしょう。そんな所にあなたは体を預けているんです。体にはもともと自己修復機能が備わっているんです。傷を治したり、骨折を治したり、肌の新陳代謝をしたり、老廃物を排出したり。ほうっておいても体が何とかできるのに、あえてそこに手を加える事でお金を稼いでいるんです。だからちょっと失敗したって大丈夫。なんせ何もしなくても勝手に体が仕事するんだから。ちょっと治癒期間が伸びるだけ。ちょっと事故の後遺症が長引くだけなんです。ミスっても分からないのがこの業界なんです。それに比べて医者の世界はどうでしょうか？　もしミスったら即「**死**」が迫ってきます。これはシビアです。この点において僕は頭が下がる思いです。しかし、エステティシャンや治療家に関していえば、果たしてどれぐらい人が自分の仕事に対してプライドと責任感をもっているでしょうか？　ここでは特にエステ業界を槍玉に挙げてみましょうか。

朝・昼・夜。シワや肌の事には皆さんかなり真剣ですね。肌の色・艶・張り。もう一度取り戻すためにみなさん日夜努力している事でしょう。そんなあなたに水をさすようで恐縮ですが、いくら外から過剰な刺激をしたってはっきり言って無駄です。と言い切ってしまっては語弊がありますので、１００％無駄ではありませんが、皮フが吸収できる分は少しなのに、それ以上に、やたらと高価な材料を大量に消費しているという行為に酔いしれているだけとでも言いましょうか。人の皮フの働きの一つには「**バリア機能**」というのがあります。つまり外からの有害な物質を体内に入れないようにしている働きです。という事はそれだけ外からの物質は、入りづらいという事なんです。だから、やたらと外からいろいろなものを吸収させようとしても難しいんです。ただ単に化粧品メーカーやエステサロンを喜ばしているだけです。体の中を無視してしまってはダメです。

肌の色・艶・張りは、要は皮フの新陳代謝の問題なのですから、皮フの新陳代謝を活性化しなくてはなりません。老廃物の排除と新鮮で豊富な材料の供給が必要なのです。つまりは十分な血液の流れが必要なのです。これなくしてお肌にいいといわれているものをいろいろ食べたり飲んだりしても意味がありません。何せ皮フに血液が十分届いていないのですから、栄養だって行きようがありません。シワは筋肉の柔軟性がなくなった状態が皮膚に現れているのです。筋肉の柔軟性はこれも皮膚と同じで、血液の十分な供給が無くてはなりません。顔の筋肉だって栄養と酸素が必要です。これが十分でないと筋肉は硬くなってスジ張ります。だから難しく考える事はありません。顔の皮膚と筋肉に十分な血液を送ってやればいいのです。

「そんな……。簡単に言うけどさ。それが分かれば苦労しないジャン」

そう思いましたね？　でも本当に簡単な事なんです。たったこれだけの事なんです。

「ストレスを解消してリラックスしましょう」

言葉では何の事は無い単純な事。でもここにはふかーい体の理が隠されているんです。ちょっとお話しましょう。

今まで何回かに分けてお話してきたのでもうお分かりでしょうが、体には自律神経という体のリズムを調節している神経系統があります。交感神経と副交感神経です。交感神経は主に昼間の活動的な行動を司り、副交感神経は休息や食事時に働きます。血液の流れもこれらの神経に調節を受けています。交感神経は筋肉に血液を送って活動のエネルギーを確保しています。それに対して副交感神経は内臓や皮フに血液を送っているのです。お分かりですね。お肌に血液をたくさん送り込むには副交感神経の働きが必要なんです。ストレスを受けると体はそれに対抗しようとして交感神経が働きます。頭に血が上り、体はイライラし、表情が固くなって顔色が青くなってきます。夜眠ろうとしても眠れません。でもリラックスしているときはどうでしょうか？　食事がおいしくなり楽しい気分で、表情も豊かです。顔色もよく、快適に眠る事ができるでしょう。

「あなたの笑顔は本物の笑顔？」

「表情が豊かで顔色がいい」

これこそが一番の美容法なんです。これを差し置いていろいろつけたり飲んだりしたって効果がありません。逆にこれができればただの水を飲んだって、「やっぱりおいしい水がお肌の健康を保つ秘訣よね」となるんです。では自分自身ちゃんとリラックスモードに入っているかどうか調べてみましょう。まずは鏡を用意します。そしたらよーく自分の顔を見てください。……ここにもシワが。……というのは冗談ですが、よく見てください。何をかといえば、**「顔のゆがみ」**です。

目の高さ・耳の高さ・あごのライン。左右対称でしょうか？　左右対称なら合格です。何も言う事はありません。ストレスも無くリラックスモードでしょう。「そんな人いるの？」と思うでしょうが、テレビを見てください。いまを輝いている女優さんはだいたい左右対称です。それに対して落ち目になってきた女優さんは結構ゆがんでいます。リラックスを司る、副交感神経は頭から出ているのです。顔のずれは頭のずれです。つまり副交感神経が十分に働いていない証拠です。また頭のゆがみはそのまま体のゆがみでもあるわけです。頭骸骨の内側に貼り付いている硬膜を通して骨盤の仙骨に影響が出てきます。仙骨は体重を支え、歩くときの体の要石です。これが十分に働く事ができなければ、体の機能は混乱をきたしてしまいます。あちらこちらに障害が出てきます。そんな状態で果たしてあなたは、「**本物の笑顔**」を作る事ができるでしょうか？　笑顔が引きつっているようでは当然、「**表情豊かで血色がいい**」わけありません。それなのに一生懸命「**表面エステ**」をしたって焼け石に水です。お金の無駄です。だから、体全体のバランスを整えなくてはなりません。体に記憶されたストレスをリセットしなくてはなりません。そうしないと、あなたのお肌に明日はありません！　あなたのエステは果たして本物ですか？　ちゃんと中身を「エステ」してくれていますか？　ただ表面だけのごまかしエステじゃないでしょうか？　何にも知らないただのバイトに「これなら綺麗になりそうだわ」とか何とか言いながら高いお金を払っていませんか？　雰囲気や気持ちよさだけで綺麗になったら苦労は無いって！

第6幕：「何とかならないもんかな。この症状」

1、ぜんそく治療の思わぬ副作用

ぜんそく。「ぜいぜい。ひーひー」今思い出しても苦しくなってしまう息苦しさ。本当になった人しか分かんないだろーな。あの辛さは。何を隠そう、この僕も「小児ぜんそく」に苦しめられた一人なんです。今のように発作止めの「ステロイド吸入器」がなかった時代、苦しさで夜も眠れなかったのをよく覚えています。ご飯も腹いっぱい食べられないし、めいっぱい遊べない、病院には行かなくちゃならない、背は伸びない（背が低いのもぜんそくのせいなんだー！　と言い聞かせる事にしている）。だからただでさえ体が弱いのに、栄養と運動が足りなくてさらに病弱に拍車がかかる。ひどいときには運動会にも出れず、つまらない思いをしました。

「ふっ。その程度？　甘いな」

確かにこの程度ならぜんそく持ちとしては軽い方なんじゃないでしょうか？　うちの母なんかは「気管切開」寸前まで言ったからなー。「ぜんそくは死なない病気」なんてウソです。母は臨死体験までしちゃったんだから。そして発作を抑える薬がまた厄介者で、骨はもろくなるは、体はむくむは血圧は上がるはの大騒ぎ。その上薬の「**抗免疫効果**」が効いているから、簡単に風邪を引く。風邪を引くから咳が出る。咳が出れば発作が起きるという悪循環を繰り返していた。おかげさまでいろんな事に神経質になって、その上ヒステリックになる。夜も眠れないから疲れは取れない。だから眠るためにさらに薬に頼る。

「何を治療しているのやら」

ぜんそくの治療のために病院からいただく**「薬」**のために、また新しい病気が作り出されてしまう。そうするとその症状を抑えるための薬が出る。だんだん量が多くなってきて、薬を**「食べて」**生かされている状態になってしまう。気がつけば、病院で訴えている症状は、

「腰が痛くて、足がシビレるんです……」

ぜんそくはどうしたの？　ぜんそくは。腰の症状の方が気になってしまって、ぜんそくどころじゃなくなってしまっているんです。「とにかく腰の痛みを止めて」。なんという悲劇でしょうか?!　病気の重ね塗りです。何て事でしょう。得をするのは病院だけなんです。こういう人はいいカモにされてしまいます。そんな風にならないためにも、まず「ぜんそく」とはなんなのか。どうして出てくるかを知らなくてはなりません。ぜんそくだってやたらと出てくるわけではありません。ちゃんと条件があるんです。

条件①アレルギー

これは、あんまりよく分かっていません。いろんな食べ物がいいとか、悪いとか空気中の物質のせいだとか。僕にできる事はありません。皆さん各自で気をつけましょう。

条件②体の熱調節異常

体は、暑ければ汗をかいて、体を冷やします。しかしぜんそく患者はそれがうまくできず、皮フからの熱放散がしづらくなっています。そうすると、体はたまった熱を、肺から排出しようとします。このときに、肺に熱がたまってしまい、肺と気管に炎症が起こって、ぜんそくの原因になるのです。だから、ぜんそくの人が運動をし始めたら、「体力がついて治った！」と聞きますが、それは同時に、汗のかきかたがうまくなったためでもあるのです。

条件③自律神経のアンバランス

自律神経には、交感神経と副交感神経があり、体をコントロールしていますが、気管も例外ではありません。人が活動しているときには、酸素がいっぱい必要です。だから気管も開かなくてはなりません。これが交感神経の働きです。逆に、休んでいるときには、酸素はあまり必要ではありません。よって、気管は閉じます。これが副交感神経の働きです。

普通は、いつも片方が働き過ぎないように、お互いに牽制しているのですが、たとえばストレスで交感神経が働き、それを抑えようとして、副交感神経が過剰に働いてしまうと、気管を閉じてしまい、息苦しくなり、さらに悪い事には、気管をふさぐように痰がたくさん出てきます。これが原因となって、ぜんそくになります。だから薬には、副交感神経の働きを抑え、交感神経を活性化するものもあります。また季節によって自律神経の活動状況も変わってきます。冬にはより熱を出さなくてはならないので、交感神経の活動が活発になり、逆に夏には体内の熱を放散するために、より体表に近い所に血液を送らなくてはなりません。これは副交感神経の働きです。つまりぜんそくを起こし易くなるのです。

条件④姿勢

みなさん何かというと、**「姿勢が悪いよ」**と言われたり、自分が言ったりしませんか？でもなんで「姿勢が悪い」のが悪いの？　簡単に言うと、入れ物の形が変わってしまえば、中身も変わらなければならない。という事です。呼吸は、おなかでしたほうが効率がいいのです（腹式呼吸）。しかし、丸まった姿勢でいると、内蔵が入るスペースが狭くなって、横隔膜が沈んでいく事ができません。

つまり、腹式呼吸ができずに、胸や肩での呼吸になります。そうなると、あばらの間にある呼吸に使われる筋肉が、次第に疲れてしまい、硬くなります。吸う時には、筋肉の力を使いますが、吐く時にはあばらが元に戻ろうとする力を使います。だから、息を吸うときに使われる筋肉が固くなると、あばらの柔軟性が失われ、吐く事が自然にできなくなってしまい、すると、息を吐ききる事ができなくなり、吸える息の量が十分でなくなってしまうので、まずは、咳をして息を吐き出します。つまり「**発作**」です。ここにぜんそくの原因があります。よって、姿勢の治療が腹式呼吸を復活させて、呼吸に使うあばらの筋肉を助け、十分な胸郭の柔軟性を回復させるので、ぜんそくに効果を発揮するのです。

「あなたの薬を減らします。(薬を少なくする事はできる！)」

以上4つの条件を挙げましたが、これらは単独でぜんそくを起こすだけでなく、いくつか、またはそのすべてが関係している場合があります。でもだからといって、がっかりしないでください。条件①を除けば、②、③、④の条件は、まとめて治療できるのです！薬では何種類も飲まなくてはなりません。しかも姿勢などは薬では治りません。副作用だって考えなくてはなりません。手による治療で、自律神経を整え、姿勢を改善し、普段の「**歩行訓練**」によって体力と共に、汗をかく事を体に覚えさせるのです。そうする事で薬を最小限に抑えながら、喘息の症状改善ができるのです。

ここで一つ、お家でできるぜんそく予防法を教えましょう！　条件③では、自律神経がぜんそくにかかわっていると言いましたが、自律神経の働きを知れば、これをある程度コントロールする事ができます。副交感神経は、気管を閉じ、痰を出すだけでなく、他に、近くを見るとき、食事するときなどに働きます。という事は、特に夜は読書をさせてはいけません。

その代わり、遠くを見せると、交感神経がぜんそくを抑えるように働きます。星の観察なんかいいでしょう。また、過食もだめです。夕食は控えめにしましょう。よく食べるときは、ぜんそく注意の信号です。そして寝る前のストレッチ。交感神経の働きを促進し、ぜんそくを抑えます。また、発作が起きてしまったら、胸を冷やしてください。気管の炎症ですから、暖めてはいけません。また、シップではだめです。シップは冷える感じがするだけで、実際に体温は下げてくれません。濡れタオルで冷やしてあげてください。濡れタオルは気化熱を奪うので、よく冷えます。落ち着いてきたら冷たい水を少しずつ飲ませてあげて下さい。食道の前に気管がくっついているので、直接冷やす事ができます。それから指圧。背中を指圧する事で、あばらについている呼吸筋が緩んで楽になります。ここまでしても、完全に発作を抑える事はできませんが、効果はあります（体験者は語る）！

2、胃潰瘍のお話

分かっているようで、分かっていない、「胃潰瘍」について。

胃潰瘍っていきなり言われても、なんでもない時の胃の状態が分からないんじゃしかたがない。まずは、そこから。

実は、胃は強い酸（塩酸）と、ペプシンっていうたんぱく質を分解する酵素を出します。一日の内で食事をするときにはたくさん出てきます。でも、そうでない時には少なくなっています。けれどもいつも胃の中は酸と酵素にさらされているわけです。もし塩酸が手にたれてしまったら！　手は溶けます。大騒ぎです。「へー。胃の中は丈夫なんだー」冗談言っちゃいけません。胃だってたんぱく質でできているんです。普通なら溶けます。でも自分が溶かされない工夫があるのです。表面が溶かされても、後から後から増殖して……。なんてね。

実は胃は自分が溶かされないように、バリアを張っているのです。

粘液と言うバリアを！　粘液は、胃の表面にある粘膜から出ていて、胃の表面をまんべんなく包んでいます。この状態が維持されているのなら、普通何でもありません。しかし何かの拍子にこのバリアが破られてしまったら……。これが潰瘍の始まりです。

「防御力の低下」

では、どうしてバリアが破られるのか？　お酒の飲みすぎで、胃の粘膜がやられてしまったり、最近では、ピロリ菌のせいにしてみたり。ストレスなんかが関わっていたり。いろいろ言われていますが、胃を攻撃してくる酸や、酵素の攻撃力は変わらないのです。変わってしまうのは、防御力の方なのです。つまりは、粘液の量が不足してくるために、防御力が落ちるのです。この中で薬にあまり頼らずに治療できるものがあります。ストレスによる胃潰瘍です。胃潰瘍の治療は、要は、粘液を取り戻せばいいのですから、どうしてストレスによって粘液が不足するかを考えればいいのです。キーワードは自律神経です。

ご承知のとおり、自律神経は、体の血液の供給をコントロールしています。交感神経は、主に昼間、人の活動が活発なときに筋肉や、脳に血液を送っています。こうする事で、活動に必要な栄養素・酸素が効率よく利用されます。今度は逆に、休息しているときや、食事時には副交感神経によって、内蔵に血液が送られます。なぜか？　消化吸収のためです。

当たり前ですね。でもこの事が重要なのです！

消化したり、吸収したりする最終的な場所は、胃や腸の表面にある粘膜です。ここに血液が集まらなければ、せっかく食べ物が来ても消化吸収できません。また、粘膜は粘液を出します。食べ物を消化吸収すると同時に、自分自身も消化しないように守っているのです。ここで体がストレスを受けたとしましょう。ストレスにさらされた体はストレスに対抗しようとがんばります。でもストレスが慢性化してしまうと、交感神経の慢性的な緊張が生まれ、内臓に血液が行きづらくなり、つまり、粘膜の機能障害が起こって、バリアがはれなくなるのです。これでは酸や、酵素から自分を守る事ができません！

自分で自分を消化してしまいます。

これが潰瘍。特に多いのが、胃潰瘍なのです。だから、病院では粘膜保護の薬や、胃酸を抑える薬を出すわけですが、根治治療とは言えず、またストレスの元がなくなってもまだ薬を飲まなくてはならず、持病となる人もいます。「何で？　ストレスがなくなったのに……」つまり**「ストレスは、体に記憶されるのです！」**　自律神経と体性神経（体を動かす筋肉を支配している）は脊髄を通じてつながっている事は前にお話しましたが、胃に関係している部分は、第5・6胸椎の左側（肩甲骨の間の部分だと思ってください）と、左の前側肋骨の下の方（左の乳の下）です。ここの筋肉に異常が現れるのです。例えば、違和感・痛み・過敏なんかです。

こうして記憶されてしまったストレスは、いつも交感神経を刺激していて、なかなか副交感神経の力が届きません。そうなれば、もちろん、胃に入る血液の流れは抑制されてしまい、潰瘍は治りづらくなってしまいます。体の記憶は胃の具合だけを治療しても、再びぶり返すきっかけになってしまうのです。でも逆にいえば、体の表面が胃とつながっている訳ですから、ここに刺激を加える事で胃に何らかの影響を与える事ができるんです。

だからといってそこだけを治療すればよいという訳ではありません。体はつながっています。一つの出来事だけに目を奪われていては本当の原因を見つける事はできません。体全体を見渡して、探らなくてはいけません。その原因が治療できたときに、始めて本当に治療が完了するのです。

体を治すという事は、病院の治療だけではダメですし、僕らの治療だけでもダメです。お互いの長所を生かさなくてはいけません。おたがいの至らない所を補わなくてはならないのです。

おまけのお話。薬をもらったときに書いてある但し書きの事。

「食後30分以内に……」

特に粒の薬は胃の粘膜に貼り付き易く、そうすると、粘膜を侵食してしまい、胃潰瘍の原因になっています。だから直接粘膜に貼り付かないように、食後に飲みなさいという事なんです。薬を食べるように飲んでいる人は特に注意が必要です。病院ではこれを防ぐための薬も出しています。**「薬を飲むための薬」**……飲まないに越した事はありませんよね。自然が一番です。なるべくなら薬に頼らずに病気を治したいものです。薬の量を押さえる努力は決して無駄ではありません。

3、あなたのめまいは「異常なし」？？？

「めまい」と一口に言ってもその種類はさまざまなんです。だから原因もさまざま。病院は何でもかんでも**「メニエール病」**にしたがりますが、なんともお粗末な限りです。

メニエール病：なんらかの原因で内耳に水が溜まり、回転性のめまい（ぐるぐるめまい）耳鳴り・難聴。時に嘔吐・眼振（見ているものが勝手に細かくゆれる）

つまり、内耳にある神経やバランス器官のあるところに水が溜まるために起きる症状を言うんです。そのほかめまいで病院にかかると言われるのが、**「自律神経失調症」**。医者は何だかわけわかんない症状で、めんどくさそうな奴はみんなこの病気にしてしまいます。そして安定剤。眠れないと訴えれば、すぐに睡眠薬です。一種の精神病と同じ扱いです。確かに中にはかなり「危ない」人もいますが、めまいと聞いてすぐに「ちょっとおかしい奴がきたぞ。適当にごまかして、薬だな」というような診察をされてしまうのもどうかと思います。またいろいろな検査をして原因を突き止めようとしますが、だいたい**「異常なし」**です。だから医者も「気のせい」にしてしまいます。でもそれじゃあカッコがつかないから何とか**「病名」**をつけるんです。

「検査をしても何にもでない。おかしい。何か精神病かしら？」

１００％そうでないとは言い切れませんが、検査して何にも分からなくても別におかしいと決め付けるのは早いです。最新のテクノロジーでも、分かる事なんてそんなに多くありません。分からない事のほうが多いくらいです。例えばレントゲンで骨の状態を見るとき、その骨が持っている情報のほんの30%程度しか分からないんです。写っているのは骨の「影」ですから、例えば人の影だけを見てその人が男か女かを判断しているようなモンです。非常に不確定な要素が多い中での「異常なし」です。安易に信用できないでしょう？　信用できるのはやはり**「人間」**です。その検査の結果をどう診るかで、患者さんのその後が決まってしまうんです。あなたの体は、どんなに高度な医療技術を使われたとしても、結局、検査の機械が治すんじゃなくて、必ず「人間」が治すんです。その事をよく覚えておいてください。めまいはかなりあいまいな症状です。どこかに腫瘍ができていれば別ですが、ほとんどは何にもないんです。ただ本人だけが訴えてくる症状なんです。だからといって「打つ手なし！　あきらめてください」……では困るでしょう？
「異常なし」だから分かる事もあるんです。

　どういう事かというと、「検査に引っかからないような原因」があるという事です。**「血液の流れ」**です。今は血液の流れも検査で分かるようですが、めまいが起きているときの血液の流れを調べなくてはなりません。でも無理でしょう。「今だー！」といって検査するわけにはいきませんからね。でもめまいが起こるだろう原因はわかっているんです。**「突然**

の局所の血液不足」です。ある場所に突然、血が流れなくなると、めまいがするんです。そのある場所とは、「**小脳**」です。小脳に血が来なくなるという事は、そこに血を送っている血管に異常があるという事です。その血管は頚椎《けいつい》の骨のトンネルを通っていて、一番上の頚椎のところで「ヘアピンカーブ」を描きながら頭の中に入っていくんです。そんな複雑なつくりに加えて、この場所はよく動くんです。だから痛めやすい所なんです。例えば、事故ではこの部分が「捻挫」を起こします。上に乗っている頭が重いために、「ダルマ落とし状態」になるからです。そうして痛めてしまうと、ここの筋肉が固くなってこれ以上壊れないようにします。ゆがみを記憶したまま緊張してしまうんです。

これが「**めまいが起きる下地**」なんです。このときに例えば右に首を捻ると、めまいがするんです。なぜでしょう。首を動かしたときに頚椎のゆがみのために片方の血管が引っ張られてしまうからなんです。そうするとただでさえ筋肉が固くなって、血の巡りが悪いというのに、さらに血管が狭くなってしまい、一瞬、血流が弱くなってしまいます（第3幕のシビレと同じです）。そうすると小脳に一時的な血流不足が生じてしまい、これがめまいを起こすんです。

また、血液が流れないという事は、前に入っている血液がなかなか出て行かないという事も考えられます。脳の中の静脈には弁がありません。だから足のように一方通行ではないんです。それに筋肉によって血流が促進される事もありません（脳みそ筋肉の人は別ですが）。つまり、血の出口が狭くなっていると用済みの血液が出て行かないので、新鮮な血液が入ってこないんです。そうなると頭の中に血液はあるけれども、用は足さないんです。栄養・酸素は低下しているので脳の働きは落ちてきます。そんなときふとした瞬間にめまいが起きるんです。「ちょっと疲れが……」なんて言葉が聞こえそうな状況でおきます。そしてはじめに出てきた「メニエール病」は内耳の水腫が原因です。水腫は、このような血行の悪い状態が続き、体液の循環が悪くなって起きるんです。つまり内耳の体液の循環が悪くなって、**「むくみ」**が生じるために、神経に異常をきたして、めまいが起きるんです。

このように血流の問題で起きてくる「めまい」はどうしたらいいのでしょうか？　つまりは頭の中の血行をよくしてやればいいんですが、これがなかなか一筋縄ではいかないんです。その部分だけを治療の対象にしてもいい成績は出せません。まず頭への血液の入り口・出口になっているところは、皆さんお忘れでしょうか？　体の4つの水平器の内の一つなんです。つまり、ここに異常をきたすという事は、体の**「ゆがみ防御システム」**が限界に達しているという事です。この水平でなくてはならないところは、命を支えている重要な部分なんです。

なんてオーバーですが、これらの水平器はいつも水平でなくてはいけません。しかし体のゆがみ防御システムにも限界があります。この限界に達したとき、水平器がゆがんでしまうんです。体にとって、いや、生命の危機です。だからこれ以上障害を受けないように、また体の機能回復のためにいろんな症状を起こして、「人間の活動を制限」しようとしているんです。その一つが「めまい」なんです。だから治療に際して、「ちょっとここだけ……」というわけには行かないんです。症状は局所的でも原因は全身的なんです。それこそ足の先から頭のてっぺんまで、あらゆる所に原因があって、最終的なめまいの原因が「偏平足」という事だってあるんです。だから皆さん覚えて置いてください。体は突然故障しません。それは徐々にやってきます。長い時間をかけて。原因は頭では思い当たらなくても、体は覚えています。そしてあなたが思いもよらないときに思いもよらない症状があらわれるんです。そのときになって後悔しないよう……。

第7幕：体は一つ

ここまでお話してきた事、全てに共通している事は、体のパーツはそれぞれがバラバラに機能しているのではなく、全てが一つのために、一つが全てのために機能していて（どこかで聞いた事があるような……。）お互いに密接に影響しているという事です。ただの腰痛という症状を取ってみても、いろいろな原因があって、ときに痛みとは別の場所に本当の原因がある事さえあります。それを理解して、探し当てる事をしなくては本当の健康は手に入りません。だから治療する上で、一見「何やっているのかな？」なんて思ってしまうような事も、原因究明には大事な事なのです。「痛い、シビレる」は一刻も早くとめてもらいたいものです。さっさと治療してもらいたいものです。でも、ものには順序があって、局所の治療をするにはその為の下準備が必要になってくるのです。下ごしらえを十分にする事で、素晴らしい料理ができ上がるように、治療も全身の状態を把握し、まずは「どうしてこんな症状が出てきたのか」を探していくのです。そして、「ああ。なるほど。こんな状態になっているんじゃ、ここは痛いわな」「だとすると、ここの問題を先にかたずけないと進まないな」というように優先順位を決めてから本腰を入れるわけです。つまり、「**治療計画**」を立てるんです。これなくして、体は回復には向かいません。その時限りの場当たり的な治療ではダメなんです。そんな一例をお話しましょう。

体のピンチ　～顎の関節からの警告～

体は頭の先から足の先まで、途切れる事なくつながっています。骨は関節によって、筋肉はそれを包む膜(筋膜)によって、神経はそれを包む膜（硬膜）によって。だからどこが壊れても体は知らん顔できないのです。ある場所が壊れてしまったらその影響は体の隅々まで行き渡ってしまいます。だからほんの些細な事、例えば右手の違和感などでもその原因は骨盤のゆがみからきているかもしれないし、昔にした、おなかの手術の癒着が原因かもしれません。気にしなければなんでもないようなその症状が、実は体の大きな異常を知らせてくれている警告かもしれません。その警告をしてくれる所の一つに顎の関節があります。

顎は食事したり、話をしたりといろいろ忙しい関節です。ここに痛みが出てしまったらどうしますか？　普通、まず「歯」の異状を疑いますね。歯並びが悪いとか、虫歯をかばって痛くなったとか、歯ぎしりのせいだとか。まさかいきなり「この顎の症状は3年前のぎっくり腰に原因がある！」とは言わないでしょう。……いや、言わないでほしい！　そんな人は嫌いだ……。とまあ、普通なら「歯医者」に行くでしょう。その可能性を全て否定して、「あなたのその顎の症状は右の骨盤にある！！」なーんていう気はさらさらありませんのでご安心を。なんでも断言する奴はあんまり信用できないでしょう？　いろんな可能性があるのだから。でもその可能性の一つに体の根元の隠れた症状の影響が、顎に出ているというお話です。

体の根元。つまりは**「骨盤」**の事です。じゃあ何で骨盤の影響がそんなに遠く離れた顎なんかに現れるのでしょうか？　これには深いわけがあるんですが、簡単に言うと、**「体はつながっている」**という事です。はじめにお話したように、骨は関節で、筋肉は筋膜で、神経は硬膜で全身つながっていると言いましたが、この骨、筋肉、神経もまたそれぞれお互いにつながっているのです。骨と筋肉のつながりは分かりますね？　筋肉は骨にくっついていなければ体を動かす事はできません。一身同体です。神経は筋肉に命令を伝えるために網の目のように絡み合っています。では骨と神経はどうやってくっついているのでしょうか？　その謎は神経を包んでいる硬膜にあります。硬膜は脳と脊髄を包み込んでいる頭と、背骨の脊髄の通り道の内側にくっついている膜の事です。つまり、硬膜と骨がくっつき、その硬膜と神経がくっついているわけです。こうして神経と骨がくっついているわけですが、これがどうして骨盤の影響を顎に伝えてしまうのか？

以前にお話したように、脳は動いているんです。この脳の動きは、今お話した硬膜によって骨盤の仙骨という骨に伝えられます。その様子は、まさに呼吸でもしているかのように規則正しく波打っているのです。ではここでその骨盤に何か障害があったとしましょう。そうすると、いつもの正しいリズムや動きが制限されてしまいます。そんな中でも脳の動きは止まる事はできません。いろいろ工夫しながら、例えば頭の形を変えてまで、一生懸命に動こうとします。頭蓋骨の動きが脳自身の環境を整えているのですから必死です。この**「頭の形を変える」**という事が、顎に影響してくるのです。顎は頭のパーツの一つである、側頭骨（耳のついている骨）にくっついています。頭の形が変われば当然耳の位置も変わります。という事は、顎の二つの関節の位置も変わってきます。この事がかみ合わせを悪くしたり、関節に負担をかけてしまって、片方は使いすぎ、片方は固くなってしまって、痛みという症状になって現れてくるのです。顎の関節にも椎間板のような軟骨があるので、使いすぎてしまうほうの軟骨が擦り切れてしまい、俗に言う**「顎関節症」**と言われる症状が出てきてしまうのです。また噛む筋肉を片方だけ酷使してしまうと、その筋肉は太く強くなってしまい、固くなり、炎症を起こす事だってあります。

「クセになる」のは誰のせい？

だからまず顎を診たならば、次に骨盤のゆがみの程度を診なくてはなりません。それができたなら、その骨盤のゆがみに影響を与えている筋肉の具合を見なくてはなりません。

足やお尻の筋肉です。ここにアンバランスがあってはいくら骨盤を調節したところで、すぐに元に戻ってしまいます。ただ左右の筋肉の緊張が一時的に狂っているだけならば、それほど時間もかからずに調節できますが、筋肉の強さ自体がアンバランスだとそうは簡単にはいかないんです。強く、太くなってしまった筋肉のストレッチと、弱い筋肉の強化をしなくてはなりません。これには時間がかかります。たとえすぐに症状が取れたとしても、筋肉のバランスが取れるまでには最低でも3ヶ月はかかります。そこまでやらなければ、よく、**「クセになる」**といわれる様な状態になってしまい、慢性化してしまいます。

だから一見、顎の治療とはまったく関係ないようなスクワットトレーニングが顎の治療と平行して、指示されるかもしれません。でもそこで、「なにわけのわからん事をやらせるかな。ヤブめ」と思わないで下さい。体のホンの小さな、顎という場所を治療するにも局所だけを見ていては治らないときがあるんです。体は機能的に一つに結合しているのです。小さな症状が体の大きなひずみを教えてくれている場合があるのです。

だからよく、いろんな症状を、「一回で治せる!」とか、「一回で治った」なんていうのは病気がまだよっぽどの初期だったためか、詐欺です。サクラを使っているのかもしれません。体はすぐには壊れません。必ず何かが積み重なった結果、病気になるんです。だから健康になるにも積み重ねが必要です。健康になるための方法は何も病院に通う事だけじゃありません。自分でできる事だってたくさんあります。もちろん僕らのような治療家にアドバイスを受ける事も一つの手です。大事な事は**「受身にならない事」**。困った顔をしていれば誰かが助けてくれると思っているようでは、あなたの将来は「かわいそう」なものになってしまう事でしょう。

「健康は与えられるものではなく、自分で獲得するもの」

いつもこの言葉を忘れずに。

付録

それでも「楽」したい方に！「タオランス・エクササイズ」〜実技編〜

「タオランスエクササイズ」とは、皆さんの「それでも楽して健康を、ナイスバディーを手に入れたい！」というご要望にお答えした、お家で簡単にできるエクササイズです。「空手」の要素を取り入れたちょっと変わった運動です。

まずは呼吸法から。タオランスエクササイズは、呼吸を止めてはいけません。常に「**ゆっくりと**」おなかを使って呼吸します（空手では「**息吹**」といいます）。

呼吸を変えれば体が変わる（?）呼吸法「息吹」

鼻から短く吸って、口からゆっくりと吐き出します。このとき、大気にある綺麗なものが、鼻から頭を通って、背中を降り、おなかに溜まってから、体の悪いものをくっつけながら口から出て行くイメージをします。この「息吹」には体中に酸素を効率よく運ぶ作用があります。という事は、体の中で、酸素の消費がより効果的になるという事です。体の中で酸素が使われると**「熱」**が出ます。この熱は体の中のエネルギーを使って作られているわけですから、それだけで**「痩せる」**わけです。

これを運動を始める前に3回ゆっくり行います。運動中も常に「息吹」してください。そして、全てのエクササイズが終わったらまた3回「息吹」して終了です。

ストレッチエクササイズ1

まずは足を肩幅に開き、背筋を伸ばします。手のひらを組んで腕を真っ直ぐ上に「**伸び**」をします。足は爪先立ちになり手は空をつかむように上に伸ばします。そのときに息を吸い、腕を横からゆっくりと下ろしながら息をはきます。息を吐いたときに、完全に「**脱力**」します（脱力は全てのエクササイズでいつも行ってください）。これを3回行います。

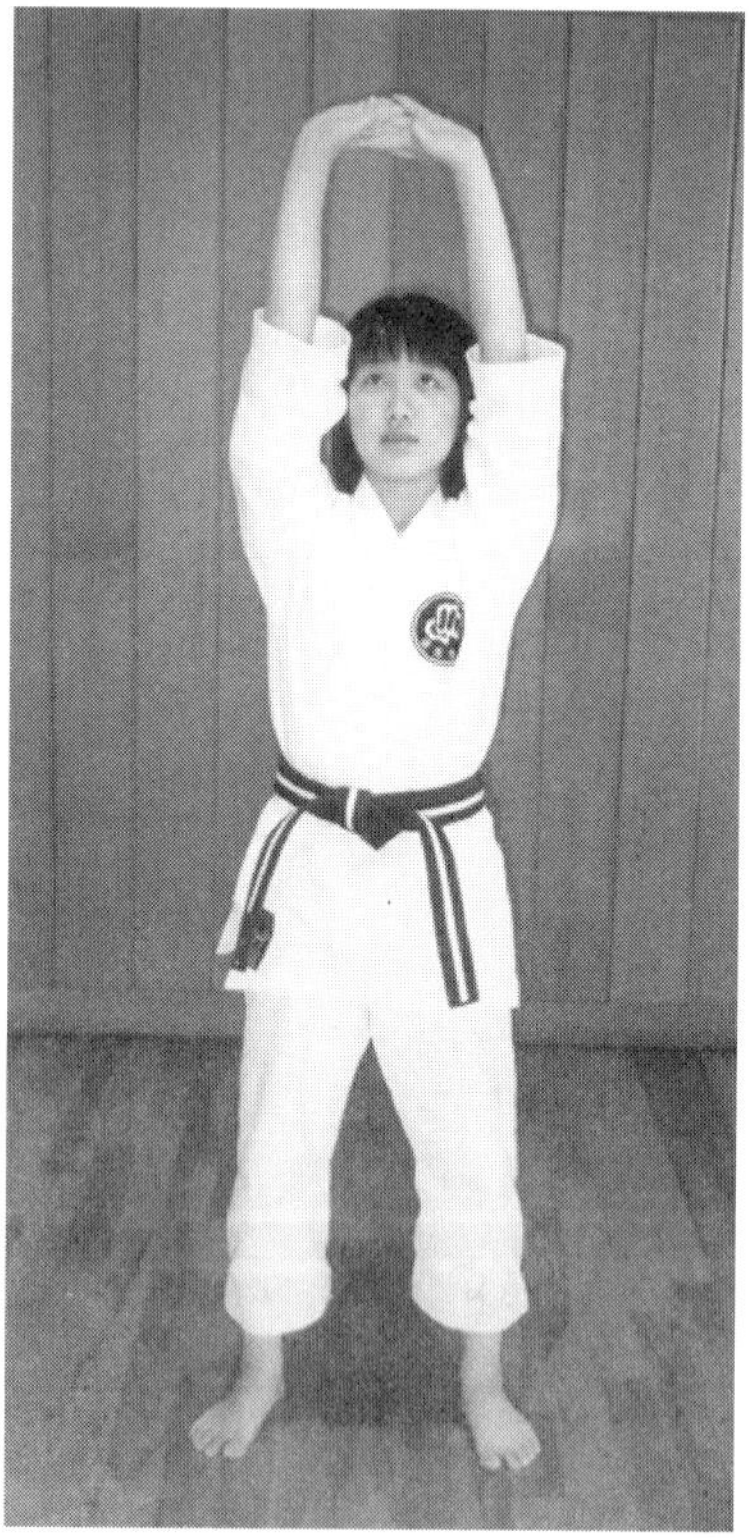

ストレッチエクササイズ2

足はそのままで、指を組み、今度は前に手のひらを突き出しながら（息を吸います）、首・背中を丸め、背中を伸ばします（息を吐きます）。手をいっぱいに突き出すのがコツです。3回繰り返します。

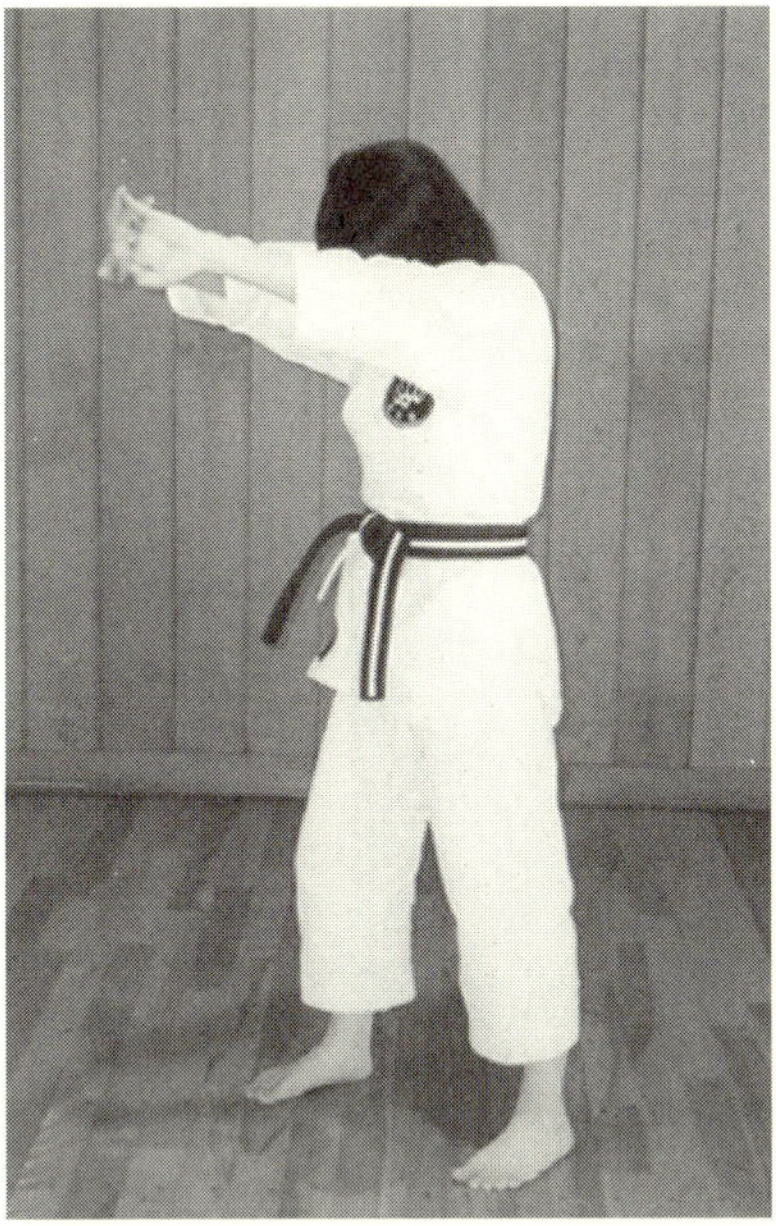

ストレッチエクササイズ3　あなたが日本人ならこれを！

今度は胸を伸ばします。特に日本人は胸の力が背中に勝っていますので、背が丸くなり易いんです。姿勢がいいだけでも他人が受けるあなたの印象はずいぶん違います。がんばっていきましょう！　後ろで手を組んで、その手を伸ばしたまま背中から離していきます（息を吐きながら）。

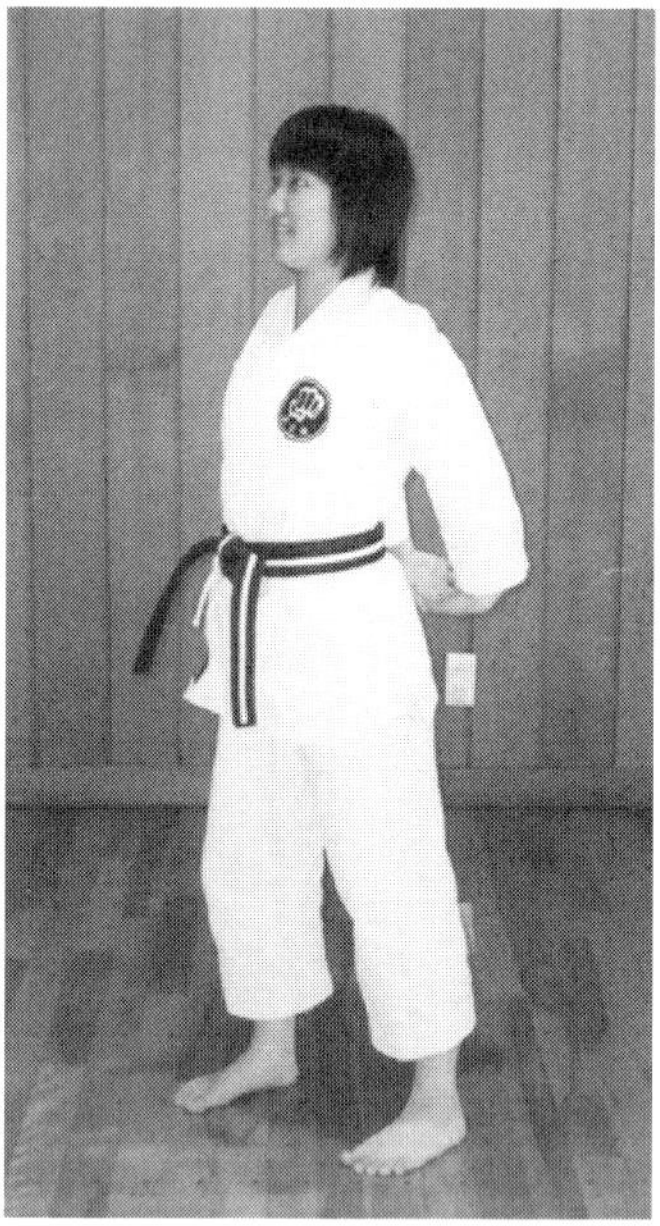

ストレッチエクササイズ4　肩こりに効く！　騙されたと思って……

わきの下を伸ばします。頭の上で、片方の肘をもう片方の手でつかみ、体ごと側屈していきます。このときに大事な事は、真っ直ぐ横に倒すという事です。決して背中を丸めてはいけません。誰でもあんまり曲がらないので、無理に倒さないで下さい。大切なのは「息吹」を続ける事です。左右3回ずつ繰り返します。

皆さんは「**肩が重い**」と感じた事があるでしょうか？　これは実際に肩が重くなるのではなく、このわきの下の筋肉が「**縮んでしまい**」、肩を吊っている筋肉を下に引っ張ってしまうから、感覚として、「重く」感じているのです。このストレッチはそんなあなたにかなり有効です。

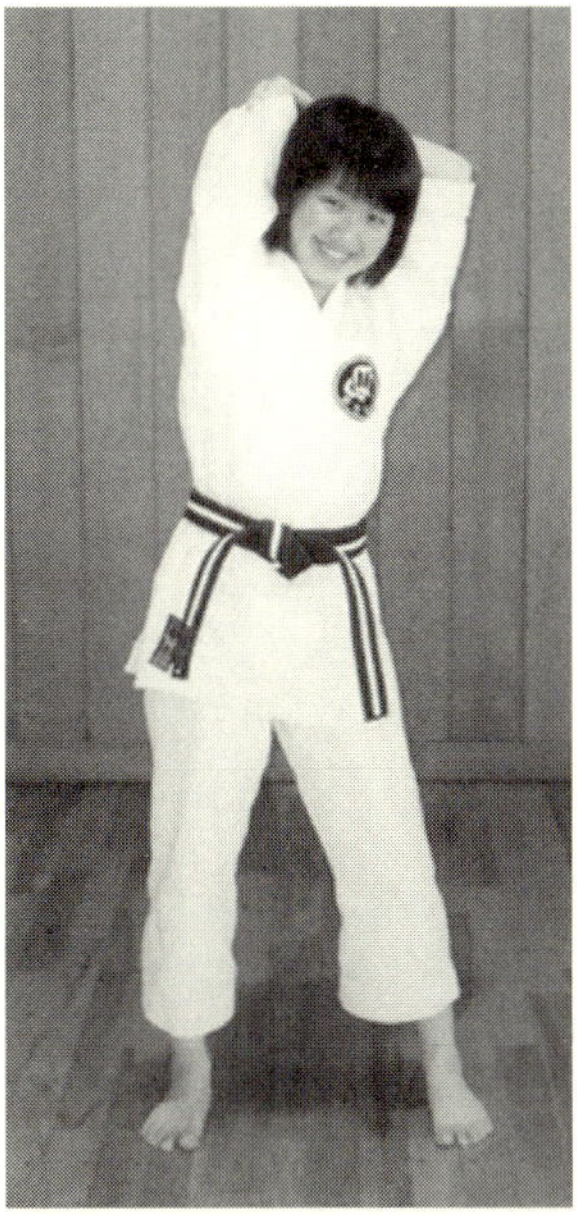

ここからは体全体を使ってストレッチとトレーニングを一緒に行います。特に下半身に重点を置きます。**「ゆっくりとした動きとジーッとした動き」**を組み合わせています。腰痛・膝の強化・ダイエットにはもってこいです。

ストレッチ・トレーニングエクササイズ1

足を肩幅に開き、腕を真っ直ぐ横に開きます（タイタニック状態）。これが**「構えの姿勢」**です。そこから片方の足を前に出します（50センチぐらい）。そのまま両膝をゆっくり曲げながら腰を落としていきます。落としたところで10秒とめます。前を向いて姿勢を正しく。交互に行います。ゆっくりと。「息吹」を忘れずに。3回ずつ繰り返します。ももの筋肉、お尻の筋肉、肩の筋肉のトレーニング（肩こり予防に！）と、ふくらはぎ、ももの筋肉のストレッチです。1回終わるごとに「脱力」して10秒休みます。

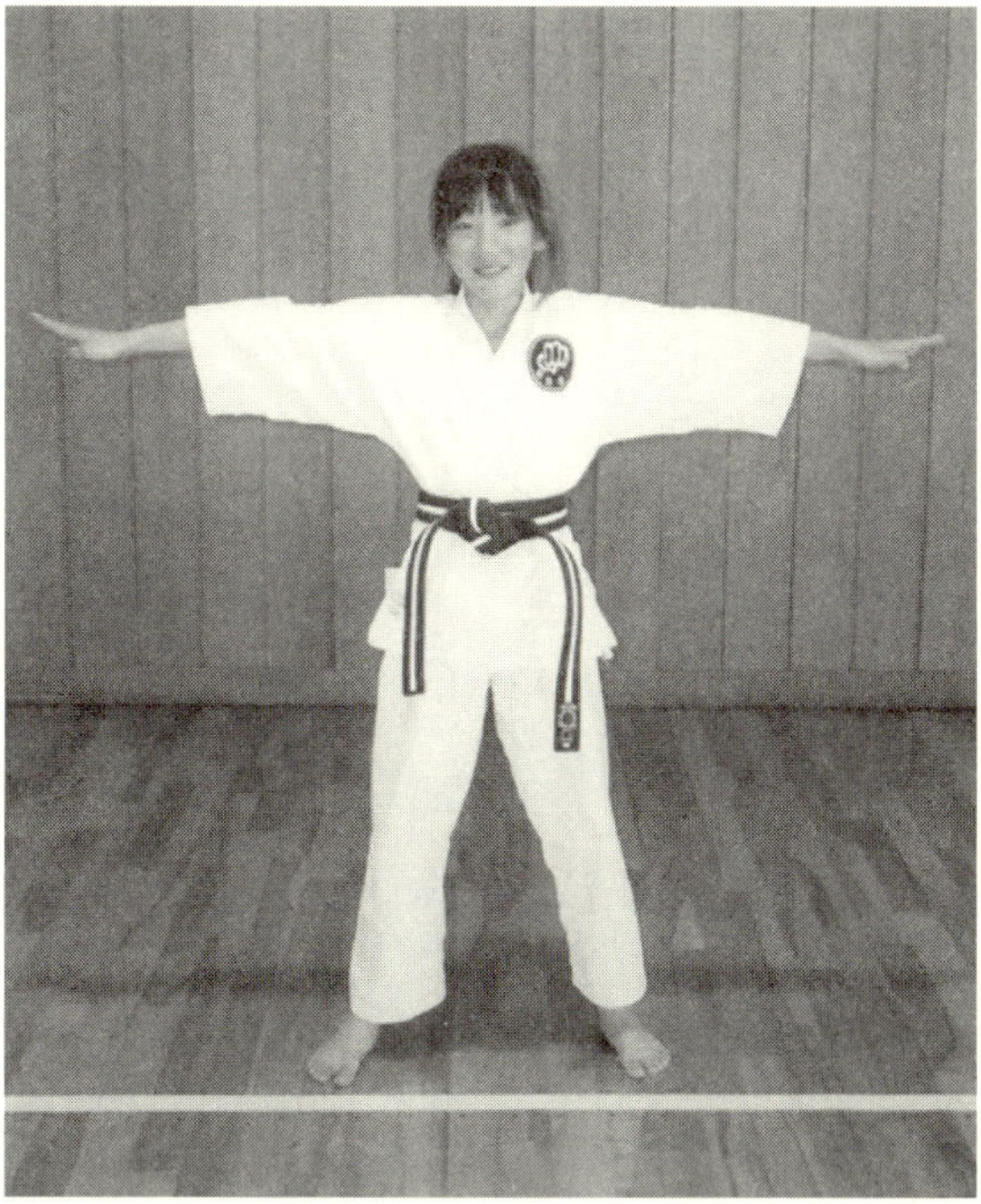

ストレッチ・トレーニングエクササイズ2　腰痛予防に「腹筋」。でもこれって…？

ストレッチ・トレーニング1に、腰の回旋（捻じり）を加えます。回旋の加え方は「歩くときと同じ」です。つまり、出した足と逆の手を前に出します。腕は前後に動かしながら、伸ばします。腰が一番捻じられ、落ちた所で10秒とめます。注意する事は「目線」を真っ直ぐに向ける事です。そうする事で姿勢が良くなります。ゆっくりと。「息吹」をしながら、3回ずつ繰り返します。1回ずつ「脱力」して10秒休みます。

腰の回旋を加える事で、「腹筋」を使います。腹筋は体を真っ直ぐに曲げるだけでなく、「捻じる」時にも使います。この腹筋を鍛える事で、「腰痛」の予防にもなりますし、腹圧を高めて、女性の悩みである「便秘」を解消します。

ここからは主に筋肉を鍛え基礎代謝を上げます。もう2度とダイエットに失敗しないために。「ジーッとした動き」を行いながら筋肉を鍛えます。

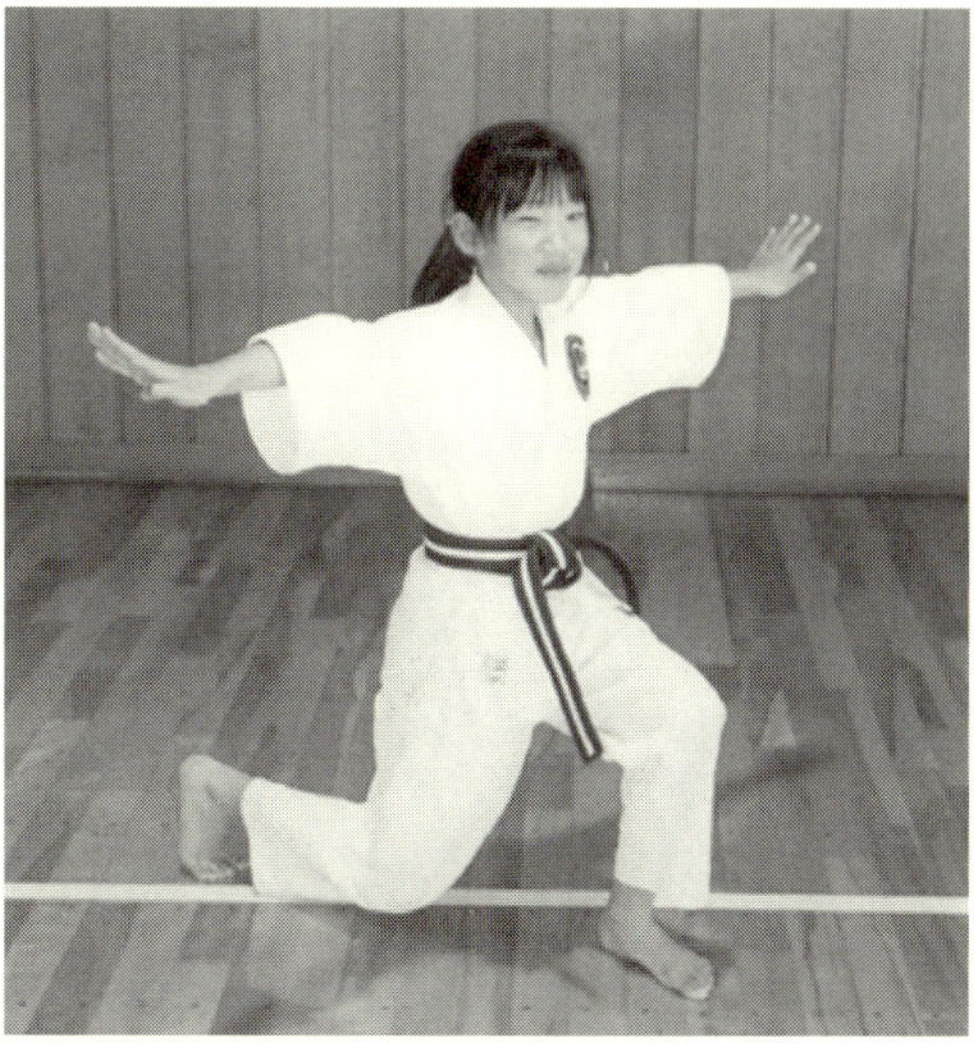

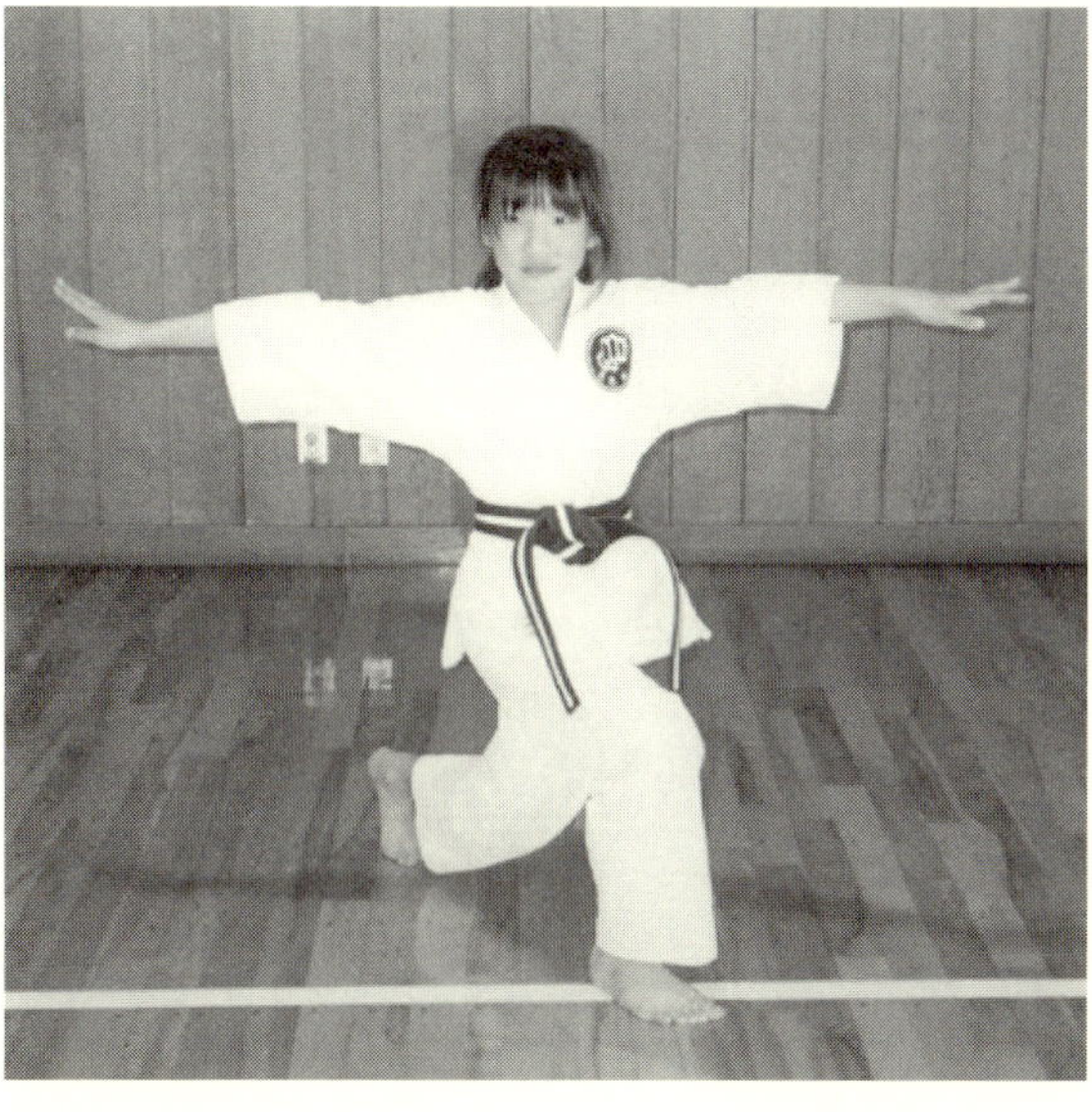

トレーニングエクササイズ1

胸の筋肉のトレーニングです。まず足を肩幅に開きます。姿勢を正して、胸の前で手のひらを合わせます。肘をよく張ってください。そのままの姿勢を崩さずに、手のひらをお互いに押し合います。10秒間力を入れて、「脱力」します。呼吸は決して止めないように。正しい「息吹」ができる範囲で力を入れてください。

一回ごとに10秒休んで、3回繰り返します。

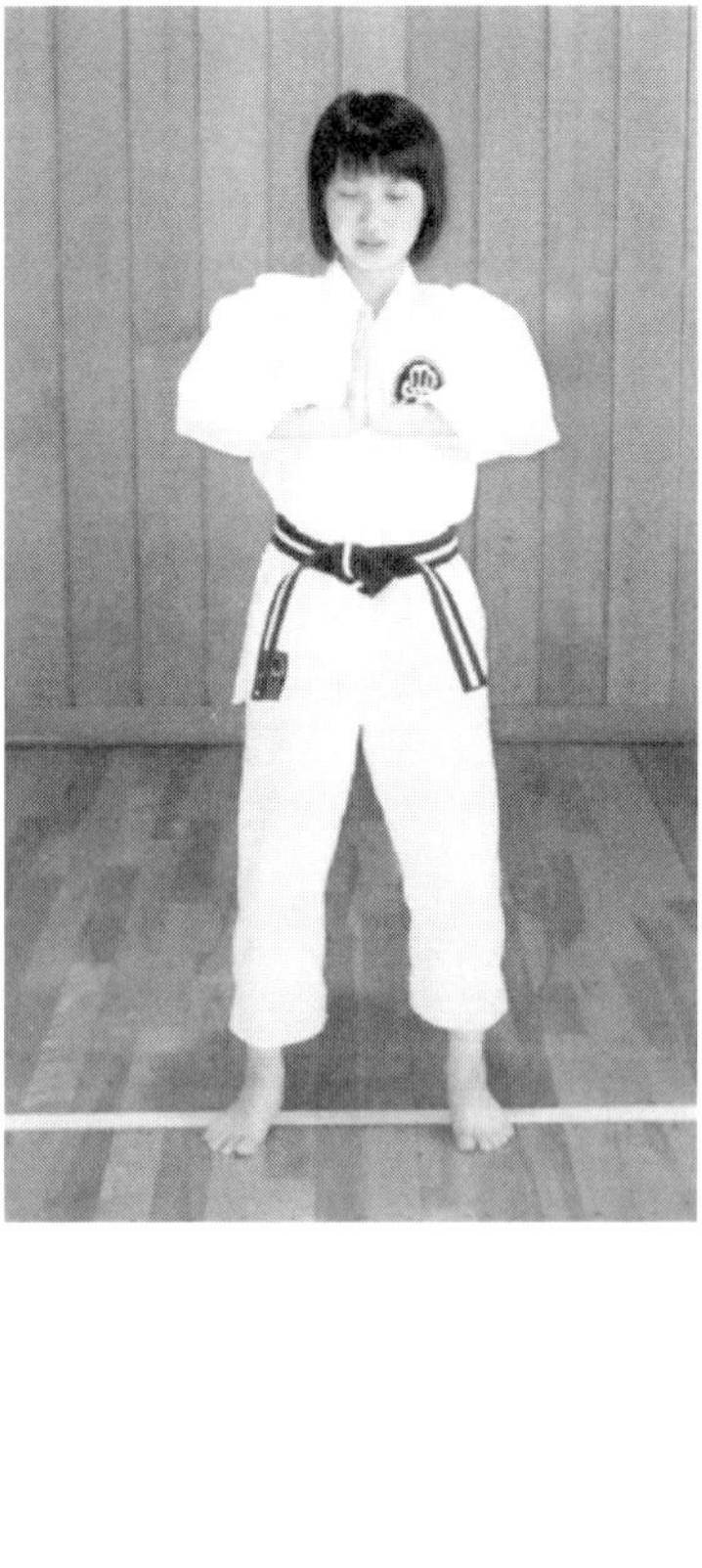

トレーニングエクササイズ2　日本人は特に！

背中の筋肉のトレーニングです。まず足を肩幅に開きます。姿勢を正して、胸の前で手を組みます。肘をよく張ってください。そのままの姿勢を崩さずに、組んだ手を左右に引きます。背中の肩甲骨を寄せていくように、力を入れていきます。１０秒間力を入れて、「脱力」します。呼吸は止めないように。「息吹」ができる範囲でがんばりましょう。

特に日本人はこの背筋力が弱いので、姿勢が悪くなり易いんです。「世界中で姿勢が1番悪い民族」といわれるゆえんです。そんな「汚名」は返上しましょう！

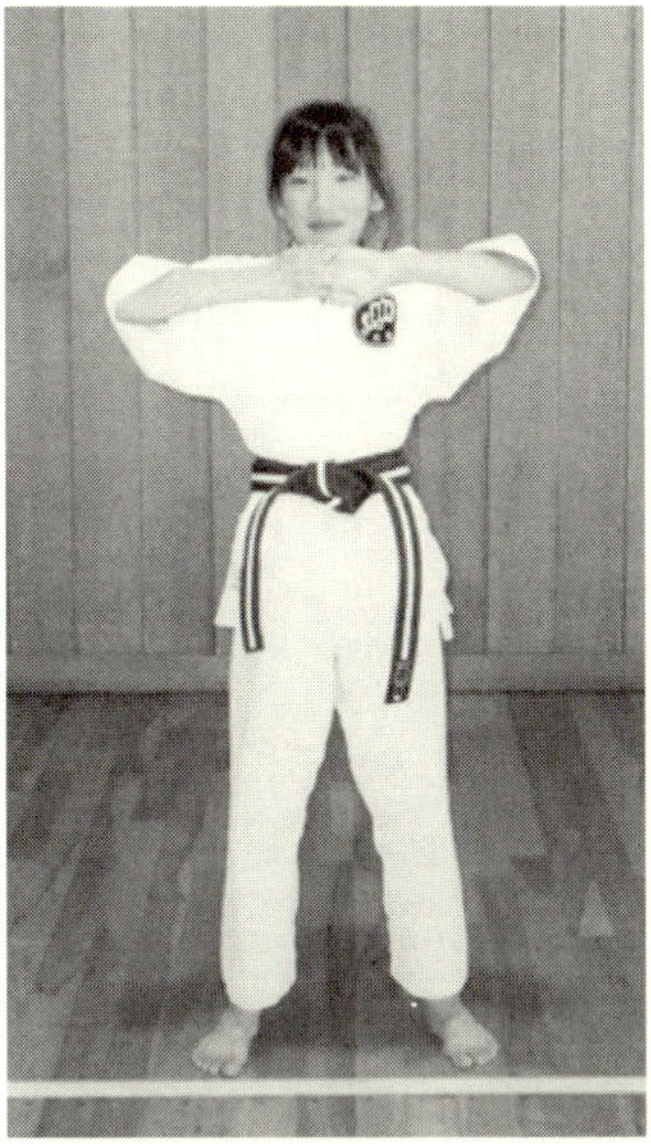

トレーニングエクササイズ3 「よっこらしょ」はもう卒業しないとね

足のトレーニングです。これは空手の立ち方で言う「四股《しこ》立ち」で行います。お相撲さんがやる四股と同じ形です。肩幅よりも少し大きく横に足を開きます（だいたい５０センチぐらいでしょうか）。つま先を外向きに４５度開きます。そのまま胸を張って腰を真っ直ぐに下ろしていきます。下ろした所で１０秒とどめておきます。大事な事は腰を下ろしたときに膝が前に潰れないように「張る」事です。手は頭の後ろで組んでおきます。３回繰り返し行います。１回やるごとに１０秒休憩してください。「息吹」も忘れずに行ってください。

このエクササイズは特に膝の筋力を強化します。立ち上がるときや、階段を上るときに、「よっこらしょ」と掛け声をかける人は念入りにやりましょう。膝の筋力低下は膝の痛みを起こし、果ては「変形」へと進んでしまいます。そうなる前の予防です。

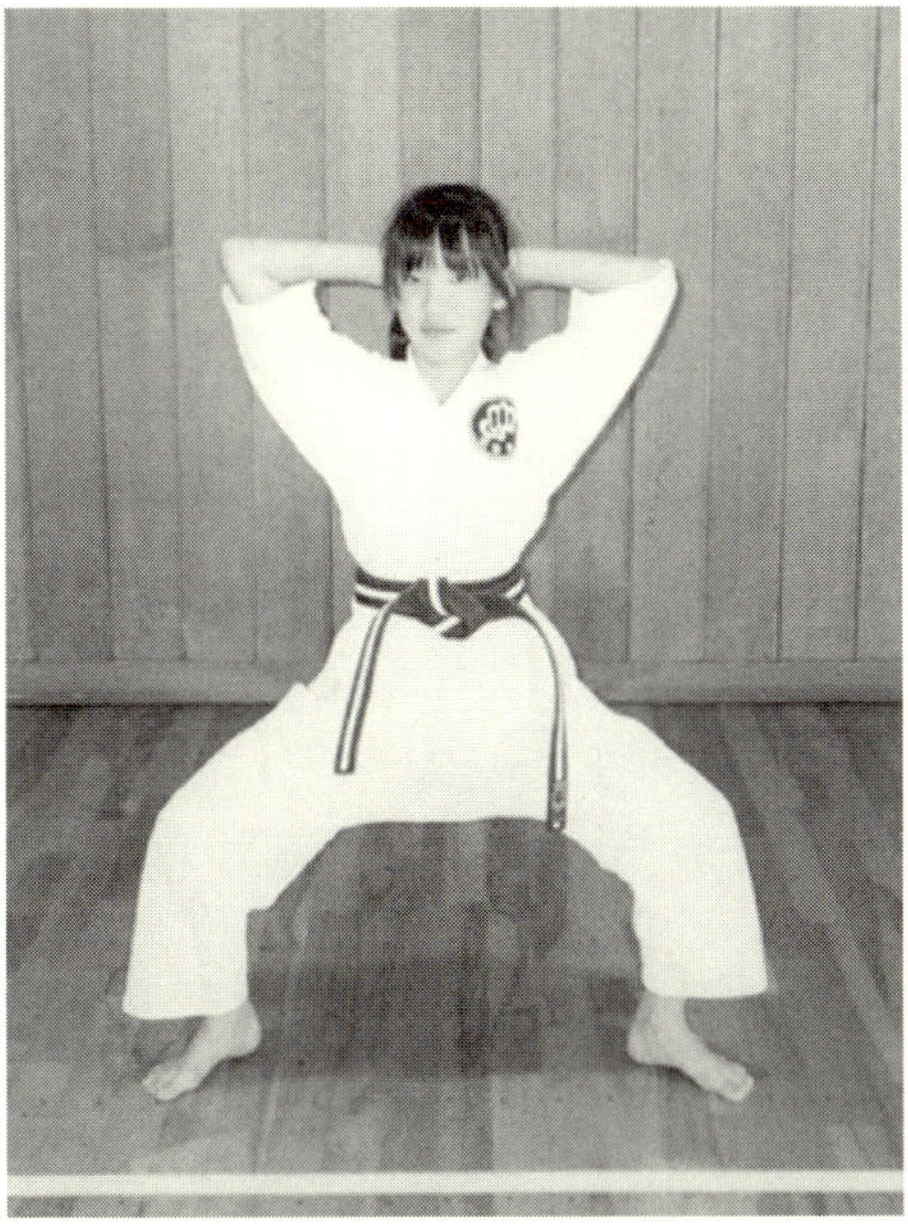

トレーニングエクササイズ4

最後は二の腕のトレーニングです。立ち方は肩幅に取り、手をミゾオチの前に上下にあわせます。肘を軽く曲げた状態で、手のひらを上下からお互いに押し合います。上に向かって力を入れる腕は、肘を曲げる筋肉（上腕二頭筋）を使い、下に向かって力を入れる腕は、肘を伸ばすときに使う筋肉（上腕三頭筋）を使います。１０秒間行って「脱力」します。１０秒休憩の後、今度は上下を代えて行います。交互に3回づつ繰り返し行います。

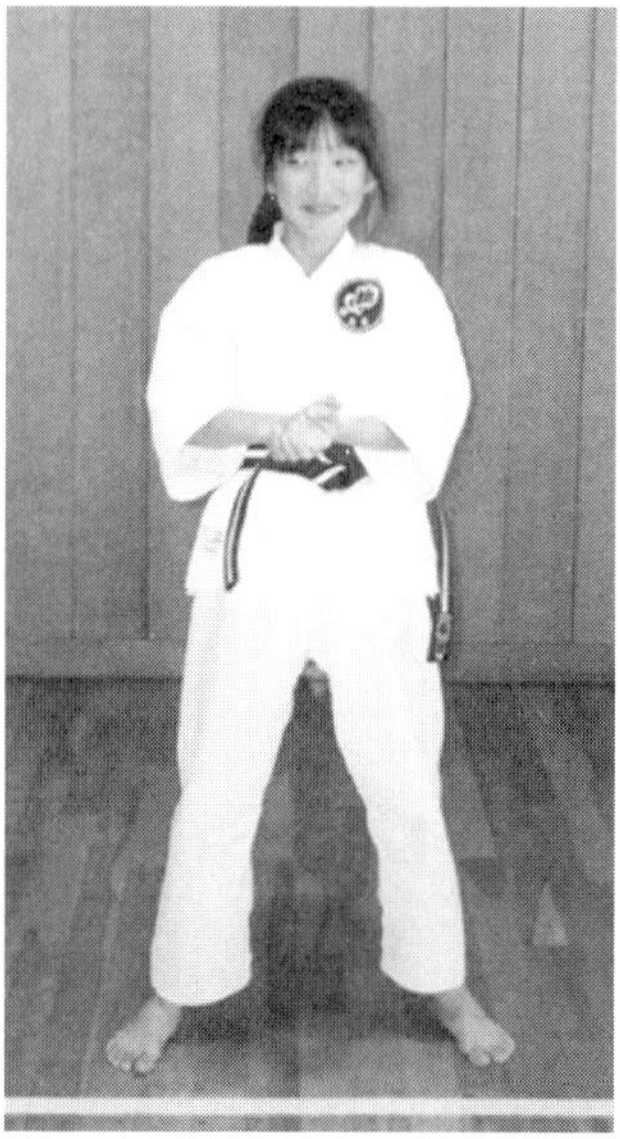

これらのエクササイズが終わったら、ストレッチエクササイズ1～4をもう一度行い、「息吹」を3回繰り返して終了です。

いかがでしたか？　憧れの肉体美を手に入れられたでしょうか？　「すぐに変わるわけないでしょ！」……そうでした。時間がかかるのも事実です。「どのくらいで効果が現れるのでしょうか？」というご質問にはいつも「3ヶ月ぐらいで効果が現れ始めます」と答えています。筋肉はいきなりはついてきません。始めの内は鍛えている筋肉に神経が伸びてくるだけです。それが終わるのが「3ヶ月後」なんです。だから3ヶ月続けないと意味がありません。「エー？　3ヶ月も！」そう思われるかもしれませんが、これからの人生を支えていくために「タダ」で手に入る健康なんですから、その価値は相当高いものだと思いますよ。

あとがき

最後にもう少しだけ言わせてください。　世の中には健康に関する情報が溢れています。皆さんの健康に対する関心の高さがうかがえます。このごろの健康についてのキーワードは、

「楽チン・安価・今すぐできる」

この条件を満たしているものが、**「食材」**です。食材ならスーパーに行けば、手軽に安く手に入ります。後は食材の組み合わせを考えて、料理すればいいことです。今までの生活のリズムを壊すこともなく、特別な出費もありません。日本にも**「医食同源」**の考え方が根付いてくるでしょう。とてもいいことだと思います。

でも皆さんの考えている**「健康は食にあり」**というものは、中国などで言われているものとはなんだか違うような気がしてなりません。今までの食に対する考え方の歴史の差がそうさせているのでしょうが、根本のところで中国と日本では違う気がします。中国では食は文化です。だから常によりよいものを体に取り入れ常に自分を高めていこうという意識があります。書道などと同じように、食も**「道」**なのです。対して現代の日本の食は**「和食」**というとても素晴らしい文化があるにもかかわらず、それをないがしろにして、日

本人の体質に合わない食事を「**飽食**」というか、ただ手当たり次第に食料をむさぼり尽くした結果、体に色んな影響を及ぼしているのです。そんな中で、ただ単に「動脈硬化にはこの食材を」「骨粗しょう症にはこれを」といわれてはそれに飛びつく。はじめの内はみんな目の色を変えて飛びつきますが、そのうち誰かが気づくのです。「別にどうってことはない、ありふれた食べ物だね」と。そうなるとたんに関心がなくなってしまうのです。所詮一時のブームでしかないんです。これではとても「医食同源」からは程遠いです。医食同源と言うものは何か特別なものを食べて元気になると言うことではなく、ごくありふれた毎日の食材の中から自分の今の体調に合わせて、一番不足しているものを食べることで補給して元気になろうと言うことなんです。健康を取り戻すために歩くにしても同じ事です。一週間や一ヶ月程度歩いただけで健康優良児になろうとしてもそれは無理というものです。毎日とは言いません。健康を願いながら続けることが大事なのです。習慣にしていくことが大事なのです。確かに健康を獲得するには「安価・今すぐできる」が条件です。そうでなくては決して続けることが出来ないでしょう。しかし決して「楽チン」ではないかもしれません。健康になるためには努力を惜しまないことが最も重要なことなのです。その為に自分自身で「**決意**」をしなくてはなりません。でも難しく考えることはありません。「やってみよう」と思った時点であなたの健康は半分約束されたも同じ事です。後はただ「**はじめの一歩**」を踏み出すだけです。がんばりましょう！　あなたを助けることが出来るのはあなたしかいないのだから。健康道ともいえる「道」を一緒に極めてみようじゃありませんか！

この本には僕がいつも患者さんに教えていることや伝えてあげたいことを書いてみました。この本が皆さんのよい「薬」になることを願っております。この本を出版するにあたって明窓出版社のスタッフの方々にはお礼の言葉もありません。特に担当の麻生真澄さんは僕の乱雑な日本語を整理整頓するにあたって、ご苦労があったかと思います。いろんな人にご協力をいただいて何とか仕上がりましたが、その中でイラスト担当である矢野建太郎氏（実は3歳下の弟。ｗｅｂデザイナーです）は僕の単なるイメージをイラストとして表現するのに苦労したと思います。僕の奥さんも身重ながら夜遅くまでパソコンで仕事している僕にいっしょうけんめいミルクティーを作ってくれました。この場を借りて一言。

「皆さんどうもありがとうございます」

２００２年6月

タオランス整骨院　矢野剛敏

参考文献

頭蓋仙骨治療　ジョン・E・アプレジャー著　(株)スカイ・イースト
頭蓋仙骨治療Ⅱ　同右
オステオパシーの診断と治療　レイモンド・リチャードD・O・著　たにぐち書店
構造医学の原理（基礎編）　吉田勧持著　エンタープライゼス社
構造医学の臨床　同右
カパンディ関節生理学Ⅲ　I・A・kapandji著　医歯薬出版株式会社
軟部組織の診かたと治療　岩倉博光監修　医道の日本社

タオランスは、患者さんに負担を強いるような、必要以上の薬、また、必要のないレントゲン・各種検査を行っている病院、さらには、日本の医療体制に、立ち向かいます。人間の手による治療は、日常的に薬に依存している多くの人たちに、恩恵を与えることでしょう。

参考までに、タオランス整骨院院長のプロフィールを紹介させていただきます。

名前：矢野　剛敏（「ごうびん」じゃないよ、「たけとし」だよ）
生年月日：１９７３年1月１０日
職業：治療家（あなたの眠っている健康力に「朝」を伝える人）
資格：柔道整復師（要するに接骨院の先生なのだ！）
　経済学士（大卒！　でも経済学は、あまり役に立ちません）
　日本体育協会公認C級スポーツ指導員
趣味：空手（全日本空手道連盟公認5段！！）

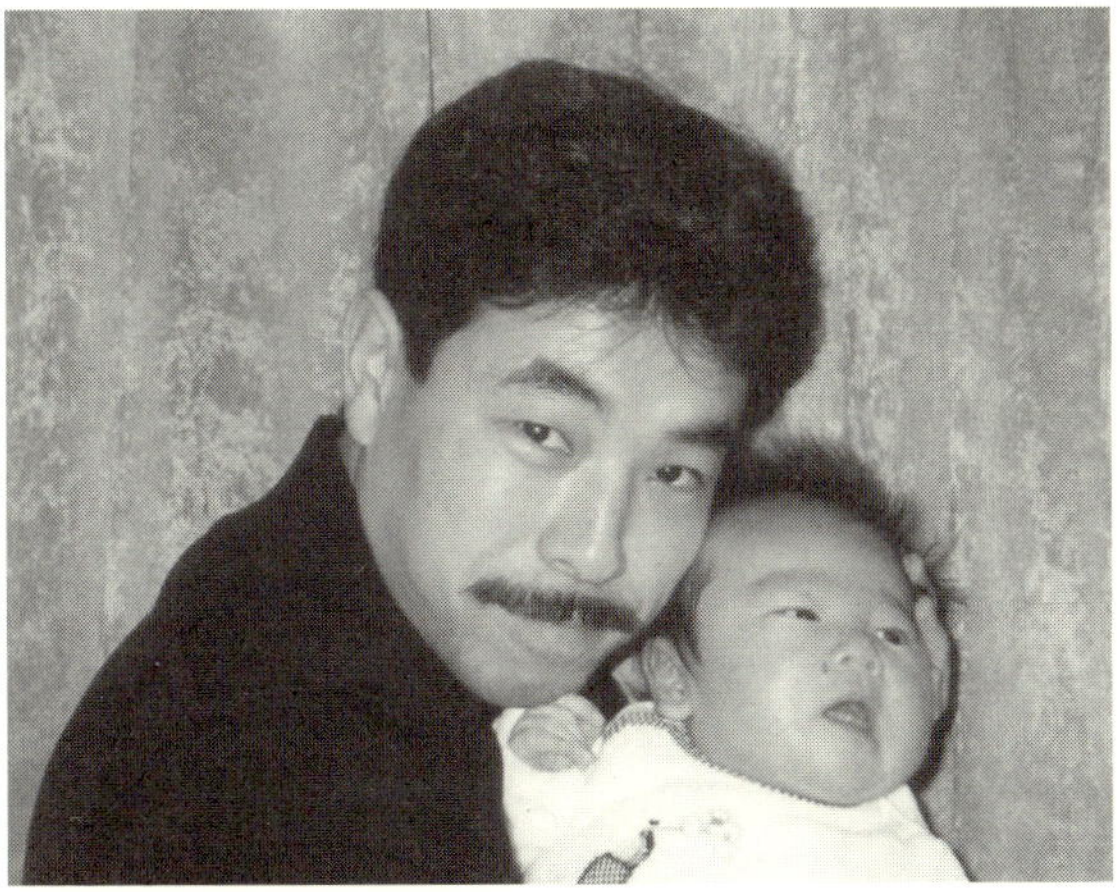

結婚して、男の子（開士：アキト）がいます（僕に似て、とてもかわいい）。

……以上です。

そうそう、「タオランス」の名前の由来は、老荘思想の「道」を中国語読みすると、「タオ」。その意味は、「ありのままに・自然に」という意味。そして「ランス」は、「バランス」のこと。この「タオ」と「バランス」をくっつけた造語が、「タオランス」。そこには、「人間として、ありのままの（自然な）バランスを取り戻す」という創設者の「心」がこめられているのです。

治療院紹介

タオランスは店舗を構えない「予約制往診専門」です。怪しいお店を構えて、これまた怪しい先生がいる所に足を踏み入れるのは至難の業です。しかし、自分の家に来てもらうのならば、患者さんには家族という味方がついています。だから安心して文句も言えるでしょう（とはいっても、あまりいじめないでくださいね)。その上、治療院に出かけるとなると、患者さんは待ち時間やら、出かける準備やら色々と「余計な時間と気力」が必要です。それらを解消して、純粋に治療だけに集中していただけるように予約制往診専門にいたしました。

◎ お問い合わせ ◎
タオランス事務局
住　所　　埼玉県幸手市栄６－１１－５０６
TEL/FAX　０４８０－４４－３７３５

ホームページアドレス　http://www.taoransu.com

健康《けんこう》ナビゲーション

道《タオ》への道《みち》

矢《や》野《の》剛敏《たけとし》

明窓出版

平成十四年六月二五日初版発行
発行者——増本　利博
発行所——明窓出版株式会社
〒一六四—〇〇一二
東京都中野区本町六—二七—一三
電話　（〇三）三三八〇—八三〇三
FAX　（〇三）三三八〇—六四二四
振替　〇〇一六〇—一—一九二七六六
印刷所——モリモト印刷株式会社
落丁・乱丁はお取り替えいたします。
定価はカバーに表示してあります。

JASRAC 出0206276-201

ISBN4-89634-094-9

ホームページ http://meisou.com　Eメール meisou@meisou.com